Dr. med. Thomas Weiss

Endlich wieder schmerzfrei

Das Fibromyalgie-Programm

Gymnastik und Bewegung, Ernährung, Wasser und Kälte gezielt gegen die Beschwerden bei Fibromyalgie einsetzen

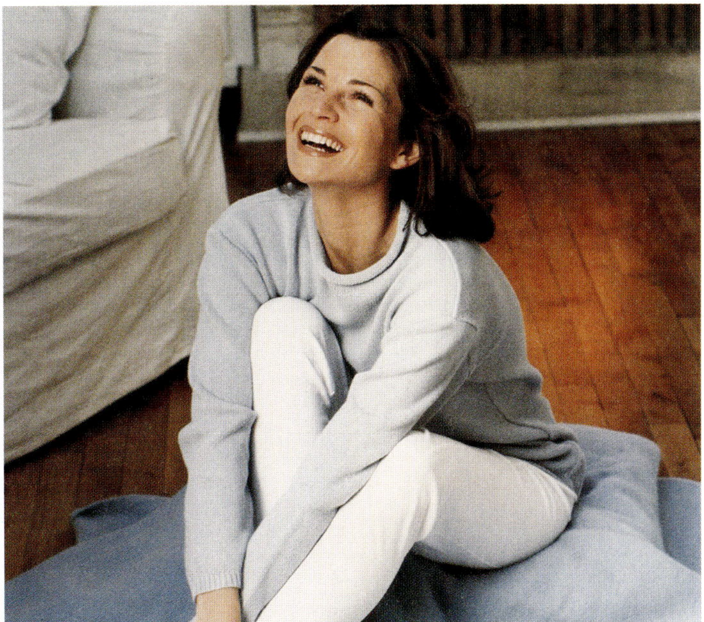

SÜDWEST

Inhalt

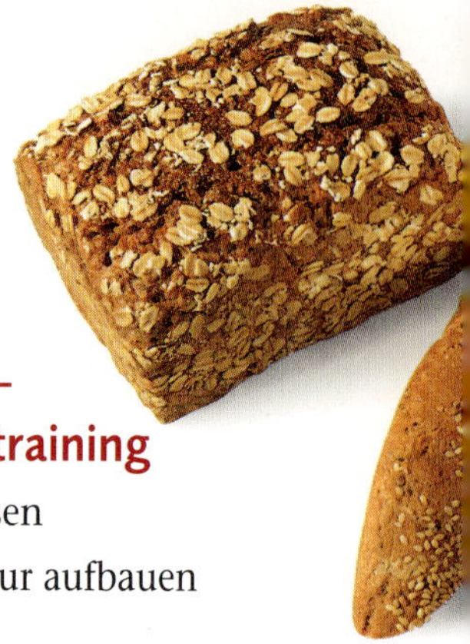

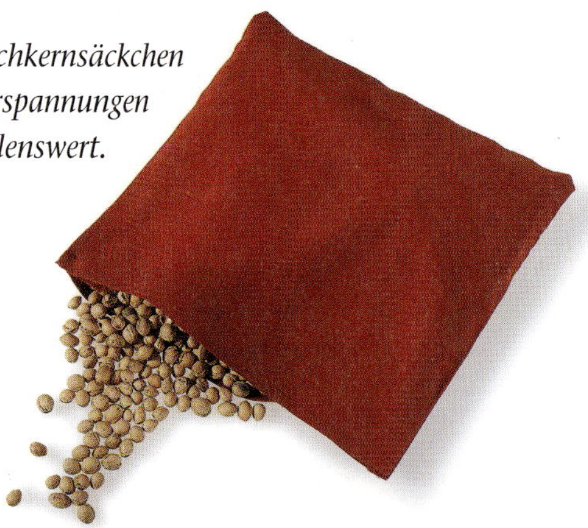

Heiße Kirschkernsäckchen sind bei Verspannungen sehr empfehlenswert.

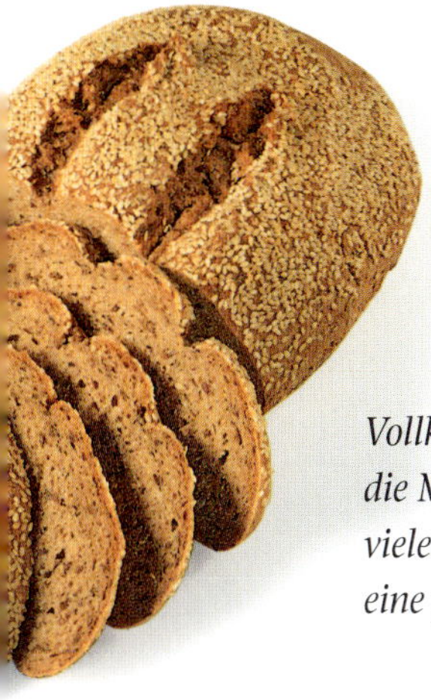

Vollkornprodukte haben auf die Magen-Darm-Probleme vieler Fibromyalgiepatienten eine positive Wirkung.

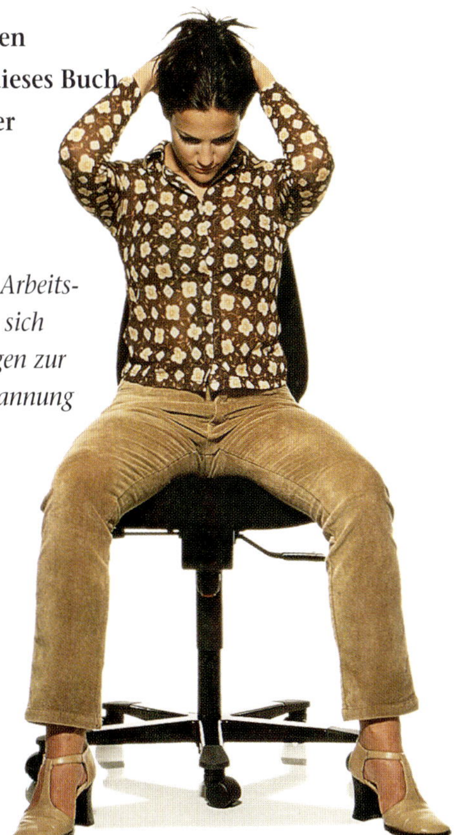

Auch in den Arbeitsalltag lassen sich kleine Übungen zur Muskelentspannung integrieren.

Rätselhafte Schmerzen

Dieses Programm entstand aus der Begegnung mit sehr vielen Betroffenen. Sie teilten mir in langen Gesprächen mit, woran sie litten, und was ihnen gegen ihre Beschwerden am besten half. Lassen auch Sie mich an Ihren Erfahrungen teilhaben. Wenn Sie Ergänzungen oder Verbesserungsvorschläge haben, teilen Sie mir diese mit, damit ich sie wieder weitergeben kann.

Hinter dem Begriff »Fibromyalgie« verbirgt sich alles andere als eine exotische Ausnahmekrankheit. Allein in Deutschland sind über zwei Millionen Menschen betroffen. Dennoch stellt die Vielzahl der Symptome die behandelnden Ärzte vor immer wieder neue Fragen.

Trotz quälender Schmerzen im gesamten Bewegungsapparat sind die körperlichen Befunde meist unauffällig. Blutbild, Röntgenaufnahmen und Computertomografie liefern völlig normale Werte. Viele Patienten haben eine Odyssee von Arzt zu Arzt hinter sich, bis endlich die richtige Diagnose gestellt wird, weil die vielfältigen Begleiterscheinungen der Krankheit für Verwirrung sorgen.

Medikamente oder operative Eingriffe helfen in der Regel wenig oder gar nicht. Dies ist allerdings noch kein Grund zur Resignation. Denn es gibt zahlreiche Möglichkeiten für die Betroffenen, um ihrer Krankheit Herr zu werden oder sie zumindest erträglicher zu machen.

Hilfe zur Selbsthilfe

Das von mir entwickelte 12-Wochen-Programm soll Patienten, bei denen die Diagnose »Fibromyalgie« gestellt wurde, einen Weg aufzeigen, um sich aus eigenen Kräften von der Krankheit zu befreien. Der beschriebene Weg ist weder einfach noch bequem. Wer ihn jedoch konsequent verfolgt, hat ausgezeichnete Chancen, sich schon bald wie ein neuer Mensch zu fühlen.

Das vorgestellte Verfahren wurde über lange Jahre hin erprobt und hat sich in sehr vielen Fällen bewährt. Dennoch gibt es natürlich keine Erfolgsgarantie. Jeder Leser muss den Weg für sich allein gehen – wobei die Erfahrung zeigt, dass die Erfolgschancen umso größer sind, je genauer man sich an die Vorgaben hält. Dies gilt insbesondere für die Bereiche Bewegung und Ernährung. Auch Patienten mit verwandten Krankheitsbildern wie dem chronischen Erschöpfungssyndrom (CFS) können von den vorgeschlagenen Methoden profitieren.

Mein Wissen schöpfe ich im Wesentlichen aus der täglichen Arbeit mit Fibromyalgiepatienten. Eine andere wichtige Quelle ist der enge Kontakt zu Selbsthilfegruppen von Betroffenen. Im Umgang mit ihnen habe ich gelernt, dass durch eine aktive Gemeinschaft vieles positiv verändert werden kann. Darüber hinaus erhalte ich kontinuierlich Briefe und E-Mails, in denen mir Menschen ihre unterschiedlichen Erfahrungen mitteilen und um Rat und Hilfe bitten.

All diesen Begegnungen und Kontakten sowie dem regen Austausch mit Fachleuten ist dieses Buch zu verdanken, das ohne die gegenseitige Anregung und Kritik sicher nicht möglich gewesen wäre.

Wegweiser für die Lektüre

Der erste Teil dieses Ratgebers stellt in kurzen Worten dar, was Fibromyalgie bedeutet, welche Beschwerden auftreten und wie die Krankheit diagnostiziert wird. Wenn Sie darüber noch mehr erfahren möchten, empfehle ich Ihnen die Lektüre meines Buchs »Schmerzen überall – Fibromyalgie«, das ebenfalls im Südwest Verlag erschienen ist.

Es folgt eine ausführliche Darstellung des 12-Wochen-Programms. In einzelnen Wochenschritten wird ein Weg aus der Krankheit beschrieben. Zu Beginn geht es vorwiegend um praktische Veränderungen des alltäglichen Lebens, während der Patient sich in den letzten Wochen eher Fragen grundsätzlicher Natur zu stellen hat.

Im Anhang erfahren Sie, wo Sie sich als Betroffener oder auch als behandelnder Arzt bzw. Heilpraktiker noch ausführlicher über die Fibromyalgie informieren können. Sie finden Adressen von Selbsthilfegruppen, über die Sie Kontakt mit Leidensgenossen aufnehmen können. Ergänzend zum Buch ist eine Videokassette mit einem Gymnastikprogramm erschienen, das zum täglichen Mitmachen anregen soll. Sie ist über den Buchhandel zu beziehen.

Computerbesitzer haben die Möglichkeit, sich zusätzliche Informationen aus dem Internet zu besorgen. Unter »http://www.weiss.de« finden Sie aktuelle Tipps, Kontaktadressen, Möglichkeiten zum Austausch mit anderen Betroffenen, Foren für Fibromyalgie u. v. a. m.

Dr. med. Thomas Weiss

An dieser Stelle möchte ich ein Wort der Entschuldigung an die Leserinnen dieses Buchs richten: Obwohl die meisten Fibromyalgiepatienten Frauen sind, konnte ich mich nicht zu einer weiblichen oder geschlechtsneutralen Schreibweise (»er/sie«, »Patienten/Patientinnen, »Ärzte/Ärztinnen« usw.) entschließen. Die Lesbarkeit hätte zu sehr darunter gelitten.

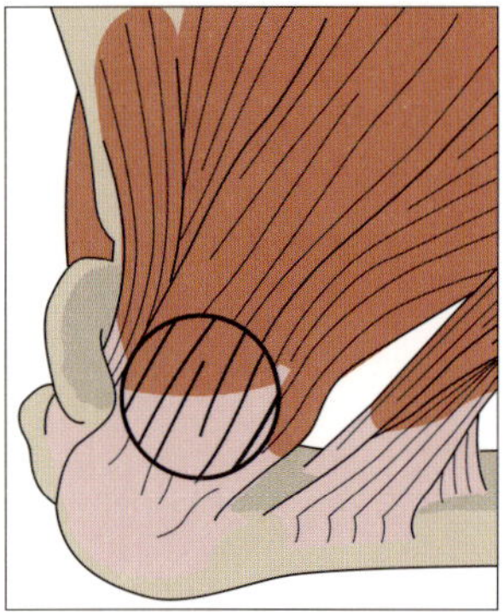

Die Übergangsstelle zwischen Muskel und Sehne ist der neuralgische Punkt bei der Fibromyalgie.

Ständig Schmerzen, dazu dauernd müde und deprimiert – das sind die Hauptsymptome der Fibromyalgie. Die Zahl der Betroffenen ist groß: Bis zu zwei Prozent der Gesamtbevölkerung leiden unter dieser Erkrankung.

Fibromyalgie – was bedeutet das?

Der Begriff »Fibromyalgie« setzt sich aus vier Teilen zusammen. Im Einzelnen sind dies das lateinische Wort »fibra« = Faser und die griechischen Worte »Mys« = Muskel, »algos« = Schmerz und »ia« = Zustand. Eine etwas holprige Übersetzung der Krankheitsbezeichnung könnte somit »Muskelfaserschmerzzustand« lauten.

Es handelt sich bei der Fibromyalgie um eine chronische, nicht entzündliche Krankheit des rheumatischen Formenkreises. Sie betrifft ausschließlich die Weichteile des Körpers, vor allem den Übergang vom Muskel zur Sehne (siehe die nebenstehende Abbildung). Drückt man mit dem Daumen auf die Muskel-Sehnen-Übergänge, wird ein heftiger Schmerz ausgelöst. Diese Stellen werden als Schmerzdruckpunkte oder tender points bezeichnet. Darüber hinaus treten im Verlauf der Erkrankung zahlreiche vegetative Beschwerden auf.

Die Ursachen der Erkrankung sind nur ansatzweise bekannt. Sie sind sowohl im Gehirn und im Rückenmark als auch in der Muskulatur selbst zu suchen, wobei man u. a. Störungen der Steuerung verschiedener Körperfunktionen annimmt.

Breit gefächertes Beschwerdebild

Die Fibromyalgie zeigt kein einheitliches Krankheitsbild. Bislang sieht sich die Wissenschaft noch nicht in der Lage, die Vielfalt der möglichen Beschwerden sinnvoll zu gliedern. Das erinnert an die Zeit, als man noch undifferenziert von »Rheuma« sprach, wenn die Gelenke schmerzten. Heute unterscheidet man dagegen verschiedene rheumatische Beschwerden. Hat sich die Krankheit voll entwickelt, leiden die Betroffenen unter einer Vielzahl völlig unterschiedlicher Beschwerden, die in ebenso unterschiedlicher Ausprägung auftreten können.

Muskelschmerzen überall

▶ Im Zentrum der Krankheit stehen die Dauer- und Ruheschmerzen. Über 50 Prozent der Patienten leiden unter Schmerzen am ganzen Körper. Außer der Wirbelsäule sind fast immer auch Arme und Beine in Mitleidenschaft gezogen. Es gibt aber auch Fälle, in denen neben der Wirbelsäule nur einzelne Muskelbezirke (z. B. die Schultern) wehtun.

▶ Besonders schmerzempfindlich sind bestimmte Muskel-Sehnen-Übergänge, die bereits erwähnten tender points. Sie spielen in der Diagnostik eine herausragende Rolle (siehe Seite 12).

▶ Eine allgemeine Reizbarkeit der Nerven ist ein weiteres Symptom. Sie wirkt sich in einer Überempfindlichkeit des Tastsinns, des Geruchssinns, des Gehörsinns usw. aus.

Ärzte klassifizieren die Fibromyalgie heute als weichteilrheumatische Erkrankung. Muskelschmerzen wechseln dabei mit diffusen Allgemeinbeschwerden wie Schlafstörungen und chronischer Müdigkeit.

Kopfschmerzen und Migräne

▶ Mehr als die Hälfte der Betroffenen leidet an ausgeprägten Spannungskopfschmerzen. Häufig ziehen sich diese vom Nacken kommend über den Kopf nach vorn oder sind in der Augen- und Schläfenpartie konzentriert.

▶ Manchmal kommt zu den Kopfschmerzen auch noch eine Migräne hinzu. Hauptsymptome sind dabei einseitige Kopfschmerzen, verbunden mit Übelkeit, Licht- und Lärmempfindlichkeit.

Gelenksteifheit und Schwellungen

▶ Morgens klagen viele Betroffene über eine ausgeprägte Steifheit der Gelenke und das Gefühl, die Gelenke seien angeschwollen, auch wenn eine Schwellung nicht sichtbar ist.

▶ Häufig treten zusätzlich klar erkennbare Schwellungen im Bereich der Augen, Wangen und Finger auf, und die freie Nasenatmung ist beim Aufstehen behindert.

▶ Frauen leiden unter Spannungsgefühlen in der Brust und im Unterleib. Vor und während der Periode können diese Beschwerden deutlich zunehmen und sich zu Krämpfen steigern.

Abgeschlagenheit und Erschöpfung

▶ Erschöpfung, Antriebslosigkeit und Müdigkeit zählen zu den häufigsten Symptomen der Fibromyalgie. Diese massive Abgeschlagenheit fehlt selten und quält die Betroffenen sehr. Sie ist oft derart ausgeprägt, dass eine regelmäßige Berufstätigkeit erheblich erschwert wird.
▶ Von der allgemeinen körperlichen Schwäche abgesehen, fühlt sich die Mehrzahl der Betroffenen bedrückt, depressiv oder ängstlich.
▶ Oft sind zusätzlich Konzentrationsstörungen zu beobachten, so etwa Benommenheit, Erinnerungslücken, eine Störung des Kurzzeitgedächtnisses sowie das Gefühl einer »Mattscheibe« oder allgemeinen Verlangsamung. Diese Symptome werden von den Patienten häufig als sehr belastend empfunden. Der Eindruck, man stünde »neben sich« oder sei »wie benebelt«, wird im amerikanischen Sprachraum als »fibrofog« (englisch: »fog« = Nebel) bezeichnet.
▶ Gleichfalls sehr verbreitet sind Schlafstörungen. Die Betroffenen haben einen leichten Schlaf, wachen ständig auf, können schlecht wieder einschlafen und fühlen sich morgens wie »gerädert«.

Trotz der chronischen Schmerzen und der psychischen Belastung ist die Fibromyalgie keine lebensbedrohende Krankheit. Selbst wenn sie länger andauert, führt sie weder zur Gelenkversteifung noch zu einer Schädigung der Muskulatur oder der inneren Organe.

Verdauungsprobleme, Kreislaufstörungen und Allergien

▶ Aufstoßen, Völlegefühl, Sodbrennen, vermehrte Darmgeräusche, Blähungen, Durchfall oder Verstopfung sind regelmäßige Begleiter.
▶ Bei überraschend vielen Patienten treten allergische Reaktionen auf. Diese reichen von leichtem Heuschnupfen bis zu schwerem Asthma.
▶ Fibromyalgiepatienten sind meist ausgesprochen kälteempfindlich. Selbst bei sommerlichen Temperaturen frieren sie und berichten über Durchblutungsstörungen – dies unabhängig vom Körpergewicht.
▶ Relativ häufig tritt auch das Karpaltunnelsyndrom auf. Darunter versteht man die Einengung eines Nervs im Bereich des Handgelenks. Als Folge treten nachts heftige Schmerzen im gesamten Arm auf.
▶ Fibromyalgie kann zu Schmerzen in den Kiefergelenken führen, die nicht auf Fehlstellungen der Knochen zurückzuführen sind.
▶ Kreislaufstörungen mit Schwindelgefühlen sind zwar in der Regel harmlos, beeinträchtigen aber das Leben vieler Patienten enorm.

Vegetative Beschwerden

Sehr verwirrend sind auch die unterschiedlichen vegetativen Beschwerden, die mit der Fibromyalgie einhergehen. Man kann sie als Störungen der Regulation von Körperfunktionen verstehen. Dabei sind die häufigsten Symptome:

- Herzrhythmusstörungen
- Empfindliche Haut, überschießende Reaktionen bei Berührung
- Vermehrte Venenzeichnung
- Haarausfall
- Atembeschwerden, diffuse Schmerzen im Brustbereich in Verbindung mit Atemnot
- Infektanfälligkeit, leicht erhöhte Temperatur
- Taubheitsgefühle, nervöse Extremitäten (»restless legs«), Krämpfe in der Beinmuskulatur, Händezittern
- Reizblase
- Periodenschmerzen
- Nachlassen des sexuellen Interesses, Impotenz
- Heiserkeit, Schluckbeschwerden, Kloßgefühl im Hals
- Zahnschmerzen, Schmerzen in der Kaumuskulatur
- Störungen des Gehörsinns, Tinnitus (Ohrgeräusche)

Ungeklärte Ursachen

Bisher konnten die Ursachen der Fibromyalgie nicht eindeutig geklärt werden. Mit Sicherheit kann man allerdings sagen, dass es sich um keine entzündliche rheumatische Erkrankung handelt. Alle üblichen Labortests, mit denen sich Entzündungen nachweisen lassen (z. B. Blutsenkung, Rheumafaktor usw.), fallen unauffällig aus. Auch die bildgebenden Verfahren (Röntgen, Ultraschall, Computertomogramm, Magnetresonanztomogramm usw.) liefern einen normalen Befund.

Störung wichtiger Steuerungsfunktionen

Erste Erkenntnisse erbrachte jedoch die Analyse bestimmter Hormone, die als Botenstoffe zwischen den Nervenfasern fungieren. Einzelne dieser Neurotransmitter traten in verminderten Konzentrationen auf, bei anderen wiederum ließen sich erhöhte Anteile nachweisen.

In diesem Buch wird nur die »primäre« Fibromyalgie behandelt, wobei »primär« bedeutet, dass die Symptomatik nicht durch andere Leiden bedingt wird. Es gibt jedoch auch »sekundäre« Formen der Fibromyalgie, die eine andere Krankheit zur Ursache haben.

Man vermutet, dass auch bestimmte virale Infektionen, Fehlhaltungen und -belastungen, langwieriger seelischer Stress sowie chronische Schlafstörungen zur Entstehung einer Fibromyalgie beitragen können.

▶ Möglicherweise vermindert sind die Anteile von Serotonin, Somatomedin C, Kalzitonin und Prostaglandin.

▶ Möglicherweise erhöht ist die Konzentration von Prolaktin und Substanz P.

Aufgrund dieser Untersuchungsergebnisse vermutet man, dass bei der Fibromyalgie Störungen in der Regulation von Körperfunktionen eine wesentliche Rolle spielen. Durch besondere Steuerungshormone und durch das vegetative Nervensystem werden alle Körperfunktionen geregelt, die nicht willentlich beeinflusst werden: Atmung, Herzschlag, Verdauung, Gleichgewicht, Muskelspannung, Bewegungskontrolle, Schlaf-wach-Rhythmus, Temperaturregelung usw. Treten hier Störungen auf, gerät der gesamte Organismus »aus den Fugen«.

Fehler im Betriebssystem

Bei der Fibromyalgie handelt es sich also um keinen »Hardwaredefekt« im engeren Sinn, denn die Organe sind intakt. Es handelt sich eher um einen »Softwarefehler«, also um eine Fehlsteuerung der an sich gesunden Organe. Oder – um die Analogie noch weiter zu treiben: Gestört sind nicht die einzelnen »Programme« des Körpers, fehlerhaft ist vielmehr sein grundlegendes »Betriebssystem«. So kommt es zu Funktionsbeeinträchtigungen in den unterschiedlichsten Bereichen, die nur auf den ersten Blick unzusammenhängend erscheinen.

Begrenzte Beteiligung der Psyche

Für diese Art der Fehlsteuerung gibt es in der Medizin nur wenige Vergleiche. Üblicherweise bezeichnet man solche »funktionellen« Erkrankungen als seelische Störungen. Da fast alle Fibromyalgiepatienten mehr oder minder bedrückt oder gar depressiv sind, liegt die Schlussfolgerung nahe, es handle sich auch hier um eine psychisch bedingte Erkrankung, der durch Psychotherapie beizukommen sei. Dies wäre jedoch ein verhängnisvoller Irrtum: Die seelischen Veränderungen, die bis hin zu Depressionen reichen, sind in der Regel nicht Ursache, sondern Folge der jahrelangen Schmerzen, Schlafstörungen und anderen

Beschwerden. Von psychotherapeutischen Behandlungen allein ist daher kaum Linderung zu erwarten. Allerdings kann eine positive Stimmungslage durchaus die Selbstheilungskräfte des Körpers aktivieren. Auch fördern vermutlich bestimmte Charaktereigenschaften das Entstehen einer Fibromyalgie, ohne dass man sie jedoch – dies sei noch einmal betont – als eigentliche Ursache festmachen könnte.

Von der Ausbildung des vollen Krankheitsbilds bis zur endgültigen Diagnose der Fibromyalgie vergehen im Durchschnitt etwa sieben Jahre. Während dieser Zeit konsultieren die Betroffenen häufig Dutzende von Ärzten.

Die Diagnose – oft ein langer Weg

Wie kann man nun aber sichergehen, ob man tatsächlich an einer Fibromyalgie leidet oder nicht? Die Vielfältigkeit der Symptome, die auf den vorangegangenen Seiten beschrieben wurde, macht die Diagnose nicht gerade leicht. Die einzelnen Beschwerden reichen in sehr viele Fachgebiete hinein, wodurch die Gefahr besteht, dass jeder Spezialist eine andere Diagnose stellt. Hinzu kommt, dass die Laborbefunde in der Regel kaum Anhaltspunkte für die Diagnosestellung bieten. Wie können sich die Ärzte bei all diesen Schwierigkeiten ein klares Bild machen und einen eindeutigen Nachweis der Krankheit liefern?

Ausschluss anderer Erkrankungen

In einem ersten Schritt sollte anhand von Laboruntersuchungen das Vorliegen bestimmter anderer Erkrankungen ausgeschlossen werden:

- Entzündliches Gelenkrheuma
- Muskel-, Sehnen- und Schleimbeutelentzündungen
- Erkrankungen des Bindegewebes (Sjögren-Syndrom, Polymyositis, Dermatomyositis, Kollagenose u. Ä.)
- Hormonelle Erkrankungen wie Über- und Unterfunktion von Schilddrüse und Nebennieren oder Überfunktion der Nebenschilddrüsen
- Infektionen, z. B. mit dem Hepatitisvirus
- Chronisches Erschöpfungssyndrom oder Depressionen
- Wenn sich die Beschwerden in einer bestimmten Körperregion (z. B. in der Hals- oder Lendenwirbelsäule) konzentrieren, ist darüber hinaus eine Röntgenuntersuchung oder Computertomografie angebracht.

Diagnosekriterien in den USA

Sind entzündliche Erkrankungen ausgeschlossen und auch die anderen Untersuchungsergebnisse (Röntgenbilder, Computertomografie, Ultraschall etc.) negativ, gibt es inzwischen verschiedene Richtlinien, anhand derer eine Fibromyalgie relativ sicher diagnostiziert werden kann. Am bekanntesten ist die US-amerikanische Definition (American College of Rheumatology), nach der eine Fibromyalgie dann vorliegt, wenn die folgenden zwei Kriterien erfüllt sind:

- Über einen Zeitraum von mehr als drei Monaten treten Schmerzen sowohl im Wirbelsäulenbereich als auch in Armen und Beinen auf.
- Mindestens 11 von 18 Druckpunkten sind bei einem Daumendruck von vier Kilopond deutlich schmerzempfindlich.

Oft wird den Betroffenen im Lauf der Zeit das Gefühl vermittelt, dass sie sich die Beschwerden nur einbilden und daher besser einen Psychotherapeuten konsultieren sollten. Die Folge ist ein Rückzug nach innen – was die Diagnosestellung noch weiter erschwert.

Erweiterte Definition nach Müller

In Deutschland wurde die »amerikanische« Definition von Müller erweitert. Er übernahm die zwei oben genannten Kriterien und bezeichnete sie als Hauptkriterien, wobei er allerdings etwas andere Druckpunkte auswählte. Für diese gilt ebenfalls, dass eine bestimmte Anzahl

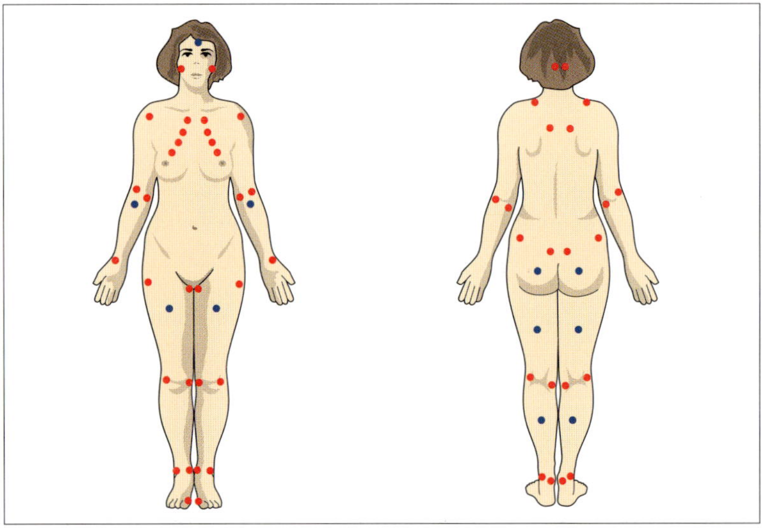

Bei der Diagnose vergleicht der untersuchende Arzt Ihr Schmerzempfinden an den »tender points« (rot) mit dem an den Kontrollpunkten, die bei der Fibromyalgie nicht betroffen sind (blau).

auf einen Daumendruck von vier Kilopond schmerzempfindlich reagieren muss. Zusätzlich wurden zwei Nebenkriterien festgelegt:

- Mindestens sieben der folgenden 14 Beschwerden liegen vor: kalte Akren (Hände, Füße bzw. Nasenspitze), Mundtrockenheit, vermehrtes Schwitzen, Kreislaufprobleme (Schwindel, niedriger Blutdruck), Zittern der Hände, Schlafstörungen, Darmbeschwerden, Kloßgefühl im Hals, Atembeschwerden, Herzbeschwerden, Missempfindungen (z. B. Taubheitsgefühl oder Überempfindlichkeit der Haut), Blasenbeschwerden, Kopfschmerzen oder Migräne
- Depressive Verstimmungen oder seelische Beeinträchtigungen

Die Diagnose der Fibromyalgie ist dann eindeutig, wenn entweder beide Hauptkriterien erfüllt sind oder in Zweifelsfällen zusätzlich eines der Nebenkriterien zutrifft.

Die beschriebenen Kriterien können zwar einen Hinweis darauf geben, ob eine Fibromyalgie vorliegt. Von einer Selbstdiagnose ist jedoch abzuraten. Falls Sie Anzeichen von Fibromyalgie zu erkennen glauben, sollte dies durch einen Arzt bestätigt werden.

Umfassender Therapieansatz

Die Fibromyalgie betrifft nicht nur einzelne Gelenke bzw. Muskeln, sondern den gesamten Körper. Innere Organe sind genauso beteiligt wie das Nervensystem; auch die psychischen Auswirkungen können gravierend sein. Obwohl man den Betroffenen nichts anmerkt und sie nach außen hin kerngesund wirken, fühlen sie sich meist müde, erschöpft und bedrückt.

Eine erfolgreiche Therapie muss daher so umfassend sein wie die Krankheit selbst. Eine Maßnahme allein (z. B. nur Gymnastikübungen oder nur Medikamente) birgt kaum Chancen für eine dauerhafte und nachhaltige Besserung.

Das integrale 12-Wochen-Programm

In dem in den nächsten Kapiteln vorgestellten 12-Wochen-Programm geht es um eine solche umfassende Therapie. In all den verschiedenen Bereichen, in denen die Fibromyalgie Beschwerden hervorruft, müssen gleichzeitig positive Veränderungen erzielt werden. Erst dadurch kann das allgemeine Wohlbefinden entscheidend verbessert werden.

Ein Tagebuch stellt im Verlauf der Therapie eine wertvolle Orientierungshilfe dar: Anhand Ihrer Notizen können Sie nachvollziehen, was im konkreten Fall zu einer Verschlimmerung oder Verbesserung Ihrer Beschwerden beigetragen hat.

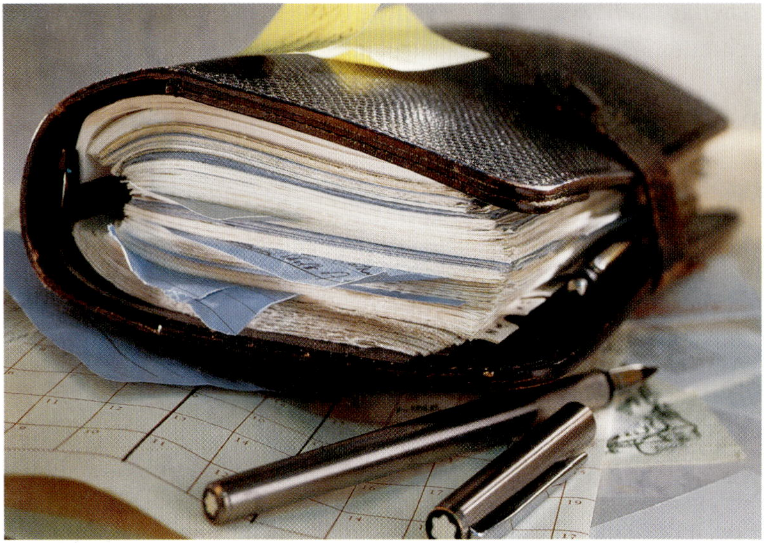

Die Komplexität der Erkrankung mit ihren zahlreichen körperlichen und seelischen Facetten bringt es allerdings auch mit sich, dass es im Verlauf der Therapie nicht kontinuierlich bergauf geht. Die Patienten müssen immer wieder mit Rückschlägen rechnen. Diese Tatsache lässt sich durch die folgenden Einflussfaktoren erklären.

Ist der Teufelskreis Fibromyalgie erst einmal etabliert, lässt sich keine isolierte Ursache mehr fest machen. Es kommt dann darauf an, ihn mit unterschiedlichen Methoden zu durchbrechen und auf vielen Ebenen Verbesserungen anzustreben.

Therapieprozess mit Höhen und Tiefen

Bewegung, Ernährung, Arbeit, Beziehungen zu nahe stehenden Menschen u. v. a. m beeinflussen den Krankheitsverlauf gleichermaßen. Wird nun im Rahmen des Selbsthilfeprogramms in einem dieser Bereiche etwas verändert, so hat das vielschichtige Auswirkungen. Eine gesunde Ernährung mag sich z. B. günstig auf die Verdauung auswirken – manch einem werden die Süßigkeiten dafür aber als »Seelentröster« fehlen, und die psychische Stabilität gerät ins Wanken. Zum Ausgleich müssen erst neue Formen der Selbstbelohnung erlernt werden.
So unbefriedigend das Leben mit der Krankheit auch sein mag – durch das aktive Ergreifen therapeutischer Maßnahmen wird das bestehende Gleichgewicht zunächst erschüttert. Zu Beginn ändert sich der persön-

liche Zustand geradezu dramatisch. Er verbessert und verschlechtert sich in extremen Schwankungen (von »himmelhochjauzend« bis »zu Tode betrübt«), bis sich nach einer Weile ein neues, stabiles Wohlbefinden auf höherer Stufe einstellt.

Besserung in Etappen

Die Fortschritte im Verlauf der Therapie sind nur sehr schwer prognostizierbar. Sie sind abhängig von der körperlichen Ausgangslage, den beruflichen Anforderungen, den klimatischen Gegebenheiten und der familiären Situation. Auch Trainingszustand, Ernährungsweise, Lebensalter u. v. a. m. spielen eine wichtige Rolle.
Typisch für den Behandlungsverlauf ist aber Folgendes: Die verschiedenen Beschwerden lassen im Lauf der Behandlung unterschiedlich schnell nach. Zuerst verschwinden Begleitsymptome wie Magen-Darm-Beschwerden, funktionelle Beschwerden und Schlafstörungen. Dann bessern sich das Allgemeinbefinden und die Leistungsfähigkeit. Die Schmerzen sind oft sehr hartnäckig. Sie lassen sich jedoch leichter ertragen, wenn man sich nicht mehr so abgeschlagen fühlt.

Sie müssen den Weg, den Ihnen das 12-Wochen-Programm aufzeigt, nicht allein gehen. Wenn Sie einen Arzt, einen Physiotherapeuten oder Fibromyalgiespezialisten in Ihrer Nähe haben, der Sie unterstützt, so ist das ein unschätzbarer Gewinn.

Tipps zur Durchführung des Programms

Das im Folgenden beschriebene Programm ist ein erprobter und bewährter »Fahrplan«, der im Lauf von zwölf Wochen zu einer deutlichen Verbesserung der Beschwerden führt. Dabei gilt:

- Für manche Programmteile werden Sie mehr oder auch weniger Zeit benötigen; bestimmte Maßnahmen werden Ihnen besonders gut tun; nach Stressphasen etc. können Wiederholungen empfehlenswert sein. Haben Sie keine Scheu, das Programm zu variieren. Die vorgegebenen Schritte sollen lediglich eine Orientierungshilfe sein.
- Das Programm kann jederzeit angewendet werden. Sie benötigen dazu weder Abstand vom Alltag noch einen langen Urlaub. Es gibt nur eine Einschränkung: Der Einstieg in das Programm ist besonders anstrengend. Es wäre daher sehr günstig, wenn Sie in den ersten zwei Wochen etwas »Luft« in Ihren Alltag einplanen könnten.

Erste Woche – gesunde Ernährung

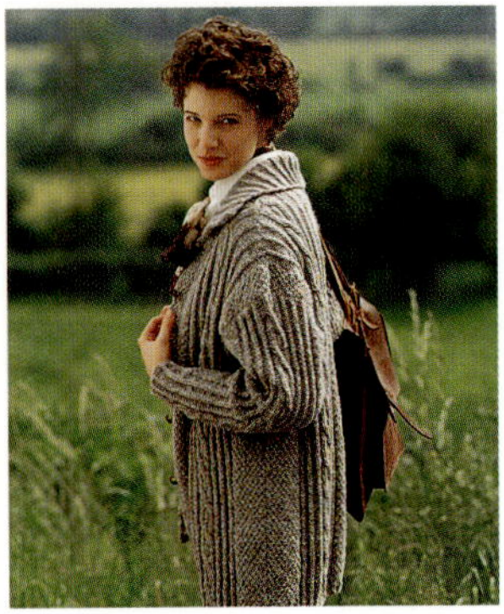

Für Menschen, die lange keinen Sport mehr getrieben haben, sind ausgedehnte Spaziergänge der beste Einstieg ins Trainingsprogramm.

Der Einstieg ins 12-Wochen-Programm

- Spazierengehen
- Umstellung auf eine gesunde Ernährung – Teil eins
- Tagebuch der schönen Dinge

Die Belastungsgrenze erhöhen

Fibromyalgiepatienten leiden in der Regel an Müdigkeit, Abgeschlagenheit und Muskelschmerzen. Ihre Leistungsfähigkeit ist im Allgemeinen deutlich reduziert. Auf die geringste körperliche Anstrengung folgt quälender Muskelkater. Manchmal reagieren die Muskeln bereits auf kleinste Belastungen wie z. B. Treppensteigen »verstimmt« und machen den Betroffenen dann über Tage zu schaffen.

Schonung – nur kurzfristig wirksam

Ihr körperlicher Zustand ist zu Beginn des Trainingsprogramms wahrscheinlich nicht allzu gut. Regelmäßige körperliche Übungen werden Ihnen vielleicht Schmerzen bereiten. Bauen Sie das Trainingsprogramm daher Schritt für Schritt auf.

Wer sich dagegen schont und jede körperliche Belastung vermeidet, dem geht es zunächst deutlich besser. Was liegt also näher, als sich so wenig wie möglich anzustrengen? Viele Betroffenen ziehen diese »logische« Konsequenz aus ihren Beschwerden. Wer treibt schon gern Sport, wenn er dafür nur mit heftigem Muskelkater »belohnt« wird? Körperliche Schonung bedeutet jedoch in jedem Fall Muskelabbau. Wer nicht täglich in Bewegung bleibt, verliert an Muskelmasse. Dann müssen die üblichen Handgriffe des Alltags mit einer geschwächten Muskulatur durchgeführt werden. In der Folge wird jeder einzelne unserer 424 Muskeln stärker belastet, da er nicht mehr so kräftig ist wie zuvor. Es kommt zu Überbelastung, Verspannung, Verkrampfung und schließlich zu neuen, zusätzlichen Schmerzen.

Der Gang ins Fitnessstudio ist jedoch auch nicht das geeignete Rezept: Nachdem Sie von muskulösen Trainern eingewiesen wurden, folgt wochenlange Mühsal an den Trainingsgeräten, die schnellen Erfolg bringen sollen. Doch während die Trainingskollegen Schritt für Schritt erfolgreich ihre Muskeln aufbauen und sich eines steigenden Wohlbefindens erfreuen, geht es den Fibromyalgiepatienten immer schlechter. Nachts wälzen sie sich von einer Seite auf die andere, weil der Muskelkater kaum erträglich ist. Tagsüber fühlen sie sich steif und unbeweglich. Alles tut weh. Nach einigen Wochen geben sie ratlos auf und fragen sich: »Habe ich etwas falsch gemacht? Ist Sport also doch eine ungeeignete Maßnahme?« Die Antwort ist »Nein«, denn wie so oft kommt es allein auf das richtige Pensum an.

Wenn Sie lieber Fahrrad fahren oder schwimmen gehen, sind das selbstverständlich ebenso geeignete Sportarten für den sanften Trainingseinstieg. Probieren Sie aus, was Ihnen gut tut, und versuchen Sie dabei, sich weder zu über- noch zu unterfordern.

Spaziergänge als idealer Trainingseinstieg

Steigen Sie am besten mit täglichen Spaziergängen, die Sie auf etwa 30 Minuten ausdehnen sollten, in das Training ein. Wenn Sie noch nicht fit genug sind, beginnen Sie mit zweimal fünf bis zehn Minuten. Sollten Sie sich unwohl fühlen oder Muskelkater haben, setzen Sie nicht komplett aus, sondern gehen Sie an diesen Tagen ein wenig langsamer, oder nehmen Sie sich eine kürzere Strecke vor.

Was das Gehen noch angenehmer macht

Vorteilhaft ist, dass man beim Spazierengehen eigentlich nichts falsch machen kann. Mit den folgenden Tipps können Sie es aber schöner und sichtlich effektiver gestalten:

- Bewegen Sie sich an der frischen Luft.
- Gehstrecken, die Sie in der Wohnung oder beim Arbeiten zurücklegen, sind kein Sport. Da sie nicht zweckfrei und locker zurückgelegt werden, reduzieren sie die Muskelanspannung nämlich kaum.
- Gehen Sie bewusst: Achten Sie auf Ihre Schritte. Machen Sie gleichmäßige, fließende Bewegungen. Setzen Sie Ihre Füße sanft auf. Halten Sie sich gerade. Lassen Sie die Arme mitschwingen. Gehen kann ein Genuss sein, der fast mit einer Meditation vergleichbar ist.

▶ Wenn es möglich ist, wählen Sie für Ihren Spaziergang eine Strecke aus, an der Sie sich erfreuen können. Versuchen Sie, die Umgebung zu genießen. Achten Sie auf das Vogelzwitschern, spüren Sie den Wind im Gesicht, und atmen Sie tief durch.

▶ Tragen Sie gut gefederte Sportschuhe (z. B. mit Luftfederung).

▶ Nehmen Sie einen Walkman für Kassetten oder CDs mit, und hören Sie unterwegs Ihre Lieblingsmusik.

▶ Sobald Ihre Kraft zunimmt, können Sie versuchen, etwas schneller zu gehen, um den Effekt zu steigern. Wenn Sie möchten, legen Sie sich ein Buch über »Walking« zu.

▶ Wenn es Ihnen nicht möglich ist, eine halbe Stunde an einem Stück zu gehen, können Sie diese Zeit auf zwei Spaziergänge aufteilen.

Die meisten Fibromyalgiepatienten leiden an Beschwerden im Magen-Darm-Trakt. Ein umfassendes Therapiekonzept sollte daher auch die Umstellung der Ernährung auf eine gesunde und bekömmliche Kost beinhalten.

Die Verdauung regulieren

Fibromyalgiepatienten leiden in der Regel unter ausgeprägten Störungen des Magen-Darm-Trakts wie Aufstoßen, Völlegefühl, Sodbrennen, Darmgeräusche, Blähungen, Durchfall, Verstopfung etc. Es gibt viele Gründe für diese Beschwerden, wobei Fehlernährung eine wesentliche Rolle spielt. Kein Wunder: Wenn der ganze Körper schmerzt, Bewegung mühsam und die Lebensfreude gering ist, dann bleibt für viele Menschen nur das Essen und Trinken, um sich etwas Gutes zu tun.
Bei einer Magen- oder Darmspiegelung findet sich jedoch außer einer leichten Reizung meist kein krankhafter Befund. »Reizmagen« oder »Reizdarm« lautet dann die Diagnose. Diese leichten, aber chronischen Entzündungen des Magen-Darm-Trakts reichen aber schon aus, um die oben genannten Symptome nach sich zu ziehen.

Gereizte Magen-Darm-Schleimhäute

Durch die Vielzahl von Falten, Zotten und Mikrovilli übertrifft die Fläche des Darms die der Haut (ein bis zwei Quadratmeter) um mehr als das 100fache. Ist ein solch riesiges Areal gereizt, dann ähnelt dies einem Sonnenbrand vom Kopf bis zum Fuß. Die Folgen für das Allge-

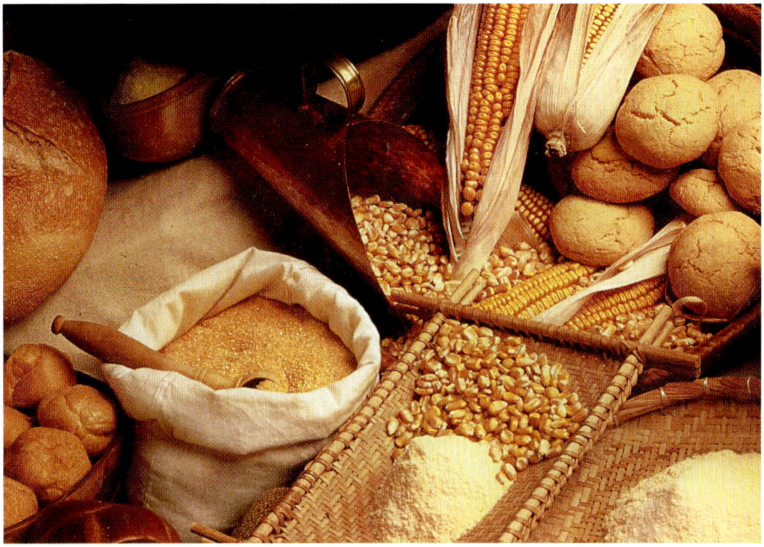

Bei Fibromyalgiepatienten sollte der Schwerpunkt der Ernährung auf Vollkornprodukten, Kartoffeln, Obst und Gemüse liegen. Eine rohe, grobe, vorwiegend vegetarische Kost ist ihrem Organismus am dienlichsten.

meinbefinden kann man sich nur allzu gut vorstellen. Ein ähnlicher Effekt stellt sich bei einer Magen-Darm-Grippe ein: Auch hierbei ist der Darm großflächig gereizt, und man fühlt sich so geschwächt, dass der Weg zur Toilette nur mit Mühe zu schaffen ist.
Man vergleicht diesen Zustand auch mit einem Leck im Darm (»Leaky-Gut-Syndrom«). Die entzündete Darmschleimhaut wird durchlässig und kann ihre natürliche Filter- und Barrierefunktion nur noch unvollständig wahrnehmen. Bakterien, Pilze und Nahrungspartikel gelangen ungefiltert in den Blutkreislauf und stellen eine schwere Belastung für das Immunsystem dar.

Eine Ernährungsumstellung fällt oft nicht leicht und sollte in kleinen Schritten vollzogen werden. Wer nicht allein lebt, sollte zuvor mit dem Partner bzw. der Familie reden und sich ihrer Unterstützung versichern.

Störung der Serotoninproduktion

Bei der Fibromyalgie ist in diesem Zusammenhang noch ein weiterer Aspekt von Bedeutung: Im Darm werden u. a. auch Aminosäuren resorbiert. Aus einem dieser Eiweißbausteine, dem Tryptophan, stellt der Körper den Botenstoff (Neurotransmitter) Serotonin her. Störungen im Verdauungstrakt können dazu führen, dass das Tryptophan vom Darm nicht richtig aufgenommen werden kann. In der Folge wird zu wenig Serotonin gebildet. Der bei Fibromyalgiekranken häufig vorkommende Serotoninmangel wird auf diese Weise weiter verstärkt. Mit den Schwankungen im Serotoninhaushalt gehen wiederum Störungen der Darmregulation einher – ein Teufelskreis entsteht.

Ernährungsumstellung – wenn der Erfolg ausbleibt

Es gibt bei Fibromyalgie also gute Gründe, etwas für Magen und Darm zu tun und auf gesunde Ernährung zu achten. Viele Betroffene stellen deshalb ihre Nahrung um: Statt Weißmehlbrötchen und Nudeln kommen Vollkornprodukte, knackige Salate und Gemüse auf den Tisch. Doch der Erfolg will sich manchmal nicht so recht einstellen. Im Gegenteil – die Magen-Darm-Beschwerden werden sogar noch schlimmer. Etwas verunsichert greift nun so mancher auf die ungesunden Nahrungsmittel zurück, und die Beschwerden werden tatsächlich geringer. Nun ist die Ratlosigkeit komplett. Die Situation erinnert an die Erfahrungen von Fibromyalgiepatienten mit »gesunder« Bewegung: Je mehr Sport sie treiben, desto schlechter geht es ihnen.

Viele Fibromyalgiepatienten haben einen gereizten Magen und vertragen die Umstellung auf gesunde Vollwertkost zunächst nur schlecht. Sie benötigen eine Übergangszeit, die aus einer Schon- und einer Trainingsphase besteht.

Auf die richtige Dosierung kommt es an

Die Erklärung ist einfach: Ein gereizter Magen füllt sich mit neutralisierendem Schleim, um die aggressive Magensäure zu verdünnen. Auf diese Weise schützt er sich vor Selbstverdauung und damit vor weiteren Entzündungen. Doch wird die aufgenommene Nahrung nun schwerer verdaut, da die Salzsäure nicht mehr konzentriert genug ist. Das macht sich vor allem bei vollwertiger Kost bemerkbar, die mehr Vedauungssäfte erfordert als z. B. das leicht verdauliche Weißbrot.
Weicht man jedoch in der Folge dauerhaft auf Weißmehlprodukte aus, so erweist sich das schnell als fataler Irrtum: Der Verdauungstrakt ist ein äußerst muskulöses Gewebe. Wird er lange Zeit geschont, geht es ihm wie der unterforderten Skelettmuskulatur – die Muskeln werden schwächer und sind immer weniger in der Lage, normalen Anforderungen zu genügen. Was also tun? Es gelten die gleichen Grundregeln wie beim Thema »Sport«: Bei einem gereizten und geschwächten Ver-

dauungstrakt muss die Umstellung der Ernährung in kleinen Schritten vorgenommen werden. Am Ende sollte eine vitamin- und ballaststoffreiche Ernährung stehen, die gut verträglich ist und das Wohlbefinden fördert. Auch das für Fibromyalgiepatienten besonders wichtige Tryptophan kann dann wieder besser aufgenommen und weiterverarbeitet werden. Damit der Verdauungstrakt also mit der gesunden Kost nicht überfordert ist, benötigt er zu Beginn eine zweiwöchige Übergangsphase, in der Schonkost auf dem Speiseplan steht.

Obwohl die zwei Schonkostwochen ziemlich anstrengend sein können, bezeichnen die meisten Betroffenen, die sie erfolgreich hinter sich gebracht haben, diese Phase als beste Einzelmaßnahme gegen die Fibromyalgie.

Zweiwöchige Schonkostdiät als Einstieg

Als Schonkost für Magen und Darm wird üblicherweise gemahlenes und gekochtes Getreide empfohlen. Beim Kochen des Getreides bildet sich ein Schleim, der den Magen wie ein Schutzfilm überzieht und ihn so vor seiner eigenen Säure schützt.

Verwendet man anstelle von Fertigflocken ganze Körner (Hafer, Weizen, Dinkel oder Roggen), die man selbst mahlt, ist der Faseranteil besonders hoch. Dadurch wird die Muskulatur des Darms trainiert und der Darm von innen sanft massiert. Zudem enthält das volle Korn reichlich Mineralien und Vitamine (vor allem solche der B-Gruppe).

Kartoffeln und weich gekochter Reis sind ähnlich bekömmlich wie Getreidebrei. Man kann die Schonkost daher abrunden, indem man dreimal täglich gekochtes Getreide, Reis oder Kartoffeln zu sich nimmt. Das ist längst nicht so fade, wie es zunächst klingt, denn die Zutaten können sehr abwechslungsreich zubereitet werden.

Mögliche negative Begleiterscheinungen

Die Schonkost hat allerdings auch bestimmte Nebenwirkungen, auf die man vorbereitet sein sollte:

- Obwohl Getreide sehr sättigend ist, nimmt man damit an Gewicht ab. Falls dies nicht erwünscht ist, kann man den Mahlzeiten insgesamt bis zu 100 Gramm Butter, Sahne, Margarine oder Öl beigeben.
- Wichtig ist, zusätzlich reichlich zu trinken (zwischen zwei und drei Liter täglich) – am besten Tee oder stilles Mineralwasser.

Ganzes Getreide gibt es im Reformhaus oder im Naturkostladen. Besonders beliebt sind Hafer, Weizen und Dinkel sowie Drei- oder Fünfkornmischungen. Aber auch exotische Getreidearten wie Amaranth oder Quinoa sind durchaus einen Versuch wert.

Schonkost richtig zubereiten

▶ Pro Mahlzeit etwas 50 bis 100 Gramm gemahlenes Getreide mit der vierfachen Menge Brühe aufkochen. Anschließend 15 bis 20 Minuten quellen lassen. Es können alle klaren Gemüse- oder Fleischbrühen ohne Einlage verwendet werden. Frische Kräuter und Gewürze sorgen für interessante Geschmacksnuancen.

▶ Zum Frühstück kann man das Getreide ähnlich wie Porridge zubereiten. Es wird dann zusammen mit Zimt, Vanille etc. in Wasser aufgekocht. Anschließend etwas Süßstoff (keinen Zucker) hinzufügen.

▶ Neben der Getreidegrütze stellen Reis- oder Kartoffelsuppen, aber auch Pellkartoffeln oder Kartoffelbrei eine willkommene Abwechslung dar.

▶ Die Größe einer Mahlzeit richtet sich nach Alter, körperlicher Belastung und individueller Verträglichkeit.

▶ Man sollte nur drei Mahlzeiten pro Tag zu sich nehmen und nichts zwischendurch essen.

▶ Das Trinken von Kräutertees zwischen den Mahlzeiten hilft, Hunger oder Schwächegefühle zu bekämpfen: Fenchel, Kamille, Pfefferminze, Wermut, Tausendgüldenkraut oder eine »Biovent«-Teemischung (siehe Seite 94) sind dabei besonders geeignet. Generell sollte man bitterstoffhaltige Sorten bevorzugen.

▶ Man neigt zum Frösteln – eine natürliche Reaktion des Körpers, der versucht, Energie einzusparen. Dann ist Bewegung hilfreich.

▶ Auch der Blutdruck und die allgemeine Leistungsfähigkeit können in dieser Zeit etwas sinken. In den ersten Tagen sollte man deshalb Geduld haben und keine zu hohen Ansprüche an sich stellen.

▶ Gelegentlich kommt es am Anfang zu vermehrten Blähungen. Das liegt fast immer daran, dass das Getreide zu grob oder zu hart ist. Durch feineres Schroten und/oder längeres Kochen kann man dieser lästigen Nebenwirkung abhelfen.

▶ Obwohl mit dem Getreide sehr viele Fasern aufgenommen werden, kann es zu etwas festerem Stuhlgang oder leichter Verstopfung kommen. Zwei bis drei Teelöffel Leinsamen oder Flohsamen (in hartnäckigen Fällen ein Einmalklistier) aus der Apotheke wirken schnell.

Besinnung auf das Positive

Die dritte und letzte Aufgabe dieser Woche ist weit weniger anstrengend und macht viel Spaß: Besorgen Sie sich ein hübsches kleines Tagebuch, und notieren Sie darin sämtliche positiven Tagesereignisse. Im Alltag neigt man dazu, diese viel zu rasch zu vergessen.

Erfreuliche Ereignisse protokollieren

Reservieren Sie jeden Tag einige ruhige Minuten für das Tagebuch. Lassen Sie die vergangenen 24 Stunden im Geist Revue passieren, und filtern Sie alle Ereignisse heraus, die Ihnen gut getan haben. Was waren die besten Momente? Wann waren die Schmerzen am geringsten? Gab es Augenblicke, in denen die Krankheit ganz im Hintergrund stand? Was war das »Highlight« des Tages?
Es müssen keine großen Ereignisse sein. Im Alltag sind es die kleinen, scheinbar unbedeutsamen Erlebnisse, die in der Summe entscheiden, wie gut oder schlecht man sich fühlt. So können Sie Dinge eintragen wie: »Ich habe lange und mit Genuss geduscht« oder: »Beim Einkaufen war ich von mir selbst überrascht. Als sich jemand vordrängen wollte, habe ich mich gewehrt«.

»Perlenfischen im Alltag«

Es geht dabei selbstverständlich nicht um einen verkrampften Daueroptimismus, denn trotz aller Gegenmaßnahmen sind die ständigen Schmerzen manchmal nur schwer zu ertragen. Aber je mehr man sich auf die problematischen Seiten des Lebens konzentriert, desto stärker gewinnen sie an Gewicht. Zum Schluss scheint das ganze Leben nur noch aus Krankheit und Schmerzen zu bestehen. Das Tagebuch hingegen kann zu einer Dokumentation der vitalen und aktiven Seite Ihres Alltags werden. Es entwickelt sich möglicherweise zu einer Sammlung von Tipps und Tricks gegen die Krankheit, die man gern zur Hand nimmt, wenn es einem nicht so gut geht. Eine Patientin verglich das Führen des Tagebuchs einmal mit »Perlenfischen im Alltag«.

Seelische Faktoren spielen für die Entstehung und den Verlauf der Fibromyalgie eine wichtige Rolle. Die Betroffenen müssen daher lernen, auf ihre eigenen emotionalen Bedürfnisse im Rahmen der Erkrankung Rücksicht zu nehmen.

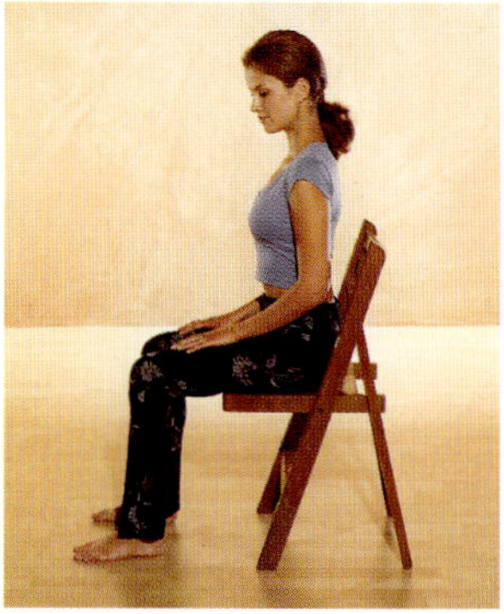

Eine Grundbedingung für die Behandlung der Fibromyalgie ist es, zu größerer muskulärer Gelöstheit zu kommen.

Die erste Woche ist geschafft! Da Sie wahrscheinlich Gewicht verloren haben, werden Sie sich vermutlich ein wenig matt fühlen. Nun noch eine weitere Woche, und Sie haben das Anstrengendste hinter sich gebracht.

Zweite Woche – sanftes Muskeltraining

Neu im Programm:
- ▶ Haltungs- und Dehnübungen
- ▶ Gesunde Ernährung – Teil zwei

Weiterhin:
- ▶ Spazierengehen
- ▶ Tagebuch der schönen Dinge

Verspannungen lösen

Fibromyalgiepatienten leiden sehr häufig unter Muskelverspannungen. Besonders der Rücken- und der Halsbereich sind schmerzhaft verhärtet. Bereits Bewegungen, die bei lockerer Muskulatur fast ohne Anstrengung erfolgen, sind bei ihnen mit Strapazen verbunden. Das alltägliche Hinsetzen, Aufstehen, Bücken oder Treppensteigen wird richtiggehend zum »Muskelstress«.

Bewegungsabläufe umprogrammieren

Eine 25-jährige Sportlerin war an Fibromyalgie erkrankt. Im Lauf der Therapie ließen viele Beschwerden nach, und sie konnte wieder mit dem Ausdauertraining beginnen. Nach einem halben Jahr war sie in der Lage, bis zu einer Stunde beschwerdefrei zu joggen. Gleichzeitig musste sie verblüfft beobachten, dass sie bereits nach einer halben Stunde Hausarbeit wieder unter den alten Schmerzen litt.
Solche Beobachtungen machen viele Betroffene. Haus-, Garten-, Computerarbeit und viele andere berufliche Tätigkeiten gehen mit Anspannungen und Fehlbelastungen einher, die bei Fibromyalgie noch leichter als üblich Schmerzen verursachen. Um einerseits die Verspannungen zu lösen und zum anderen die Muskeln gezielt aufzubauen, ist eine langsame Steigerung der Leistungsfähigkeit unabdingbar. Weiterhin ist die Art und Weise, in der alltägliche Verrichtungen durchge-

führt werden, für das Wohlbefinden von entscheidender Bedeutung. Denn die meisten Menschen gewöhnen sich im Lauf der Zeit an Bewegungsabläufe, die zwar bequem, auf Dauer aber sehr muskelunfreundlich sind. Es ist zwar kaum möglich und auch nicht sinnvoll, für jede einzelne Tätigkeit genaue Haltungsvorschriften zu machen. Doch an bestimmten Körpergrundhaltungen wie z. B. dem Sitzen oder Stehen sollte man unbedingt Korrekturen vornehmen.

Dehnübungen sind für Fibromyalgiepatienten besonders wichtig, da die gereizte Muskulatur meist verkürzt ist. Wenn man die strapazierten Muskeln mit Gewalt aufbauen will, verkürzen sie sich noch weiter und bereiten noch mehr Schmerzen.

Die Muskeln dehnen

In der ersten Woche liegt der Schwerpunkt des Programms daher auf Haltungs- und Dehnübungen, die sich leicht in den Alltag integrieren lassen. Die folgenden Punkte sollten Sie beachten:

▶ Wichtig ist, dass Sie die Übungen mehrmals täglich machen – nach der Devise: »Lieber häufig und kurz als selten und lang«. Als Faustregel gilt: Führen Sie das komplette Programm mindestens zweimal täglich durch. Einzelne Teile wie z. B. die Dehnübungen für den Nacken kann man jedoch auch sehr viel häufiger (stündlich) machen. Sie sollten in den täglichen Ablauf integriert werden.

▶ Führen Sie alle Übungen langsam, konzentriert und ohne große Anstrengung durch. Respektieren Sie Ihre Schmerzgrenze, und bewegen Sie sich innerhalb Ihres »Wohlfühlbereichs«.

▶ Versuchen Sie, die beschriebene Ausgangsposition möglichst genau einzunehmen, und lassen Sie stets Ihren Atem fließen.

▶ Falls Sie in einem Büro arbeiten, sollten Sie sich besonders häufig mit Hilfe der Übungen auf dem Stuhl lockern. Nutzen Sie die Momente, in denen Sie gerade eine Tätigkeit abgeschlossen haben.

Übung im Stehen – das doppelte V

▶ Stellen Sie Füße etwa hüftbreit auseinander. Achten Sie auf Ihre Körperhaltung. Wie stehen Sie jetzt? Stehen Sie gerade? Wie fühlt sich Ihr Rücken bzw. Ihr Becken an?

▶ Belasten Sie beide Beine gleichmäßig, und beugen Sie leicht die Knie. Wo liegt der Schwerpunkt Ihres Körpers?

Bei Dehnübungen wie dem »doppelten V« sollten Sie sich Zeit nehmen: Führen Sie die Übung langsam und exakt durch, und achten Sie dabei auf eine gleichmäßige und tiefe Atmung.

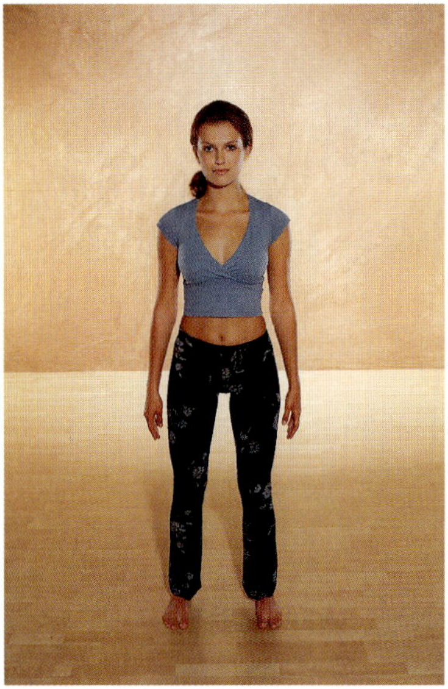

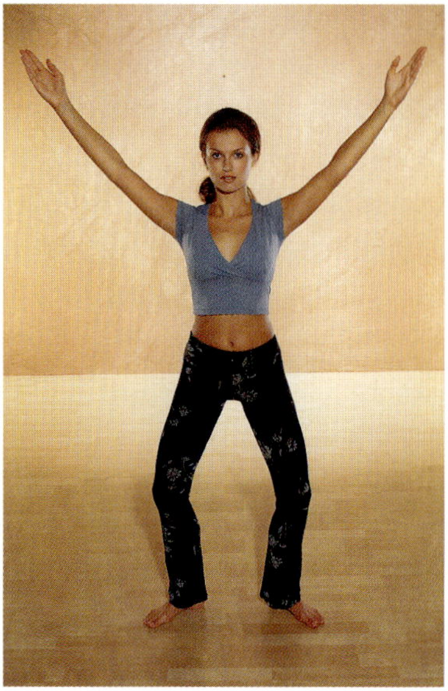

An Dehnübungen sollte der ganze Körper beteiligt sein. Strecken Sie also nicht nur Ihre Arme aus dem Schultergelenk nach oben, sondern vergegenwärtigen Sie sich Ihren Schwerpunkt im Becken und dehnen von dieser Basis aus den Arm nach oben.

▶ Lassen Sie Ihre Schultern locker hängen, und stellen Sie sich vor, dass sich Ihre Wirbelsäule vom Steißbein bis zum Hinterkopf nach und nach streckt – so ähnlich, als würden Sie mit einem Faden am Hinterkopf aufgerichtet werden.

▶ Bewegen Sie aus dieser Position heraus sanft die Knie, und belasten Sie abwechselnd den rechten und dann den linken Fuß. Spielen Sie mit der Beweglichkeit des Beckens und der Schultern. Lassen Sie dabei den Atem ruhig fließen. Nach 1 bis 2 Minuten ruhen Sie sich aus.

▶ Nehmen Sie eine Position ein, die der Abbildung oben links entspricht. Die Hände und Füße sind nach außen gedreht, die Knie leicht gebeugt. Belasten Sie vor allem die Außenkanten der Füße.

▶ Führen Sie mit den Armen eine weite, kreisförmige Bewegung durch, und kreuzen Sie sie dann vor dem Körper.

▶ Aus dieser Position heraus strecken Sie die Arme nach oben aus, bis sie die Stellung eines großen »V« einnehmen. Die Ellenbogen sollten dabei durchgedrückt und die Handflächen nach innen gedreht sein.

▶ Lassen Sie die Arme wieder in die Grundstellung sinken. Spielen Sie mit der Bewegung, bis Sie einen angenehmen, sanft kreisenden Rhythmus gefunden haben, der mit der Atmung in Einklang steht.

Übungen im Sitzen

Für die Übungen im Sitzen nehmen Sie jeweils die folgende Grundposition ein: Setzen Sie sich auf die vordere Hälfte eines Stuhls, die Fußsohlen liegen flach auf dem Boden auf, die Unterschenkel sind leicht nach vorn geneigt. Richten Sie Ihre Wirbelsäule mittels einer Beckenbewegung nach vorn so weit auf, wie es für Sie noch bequem ist.

Übung 1 – den Nacken entspannen

▶ Lassen Sie die Arme hängen, und drehen Sie die Handflächen nach außen. Ziehen Sie die Arme und die Schulterblätter nach unten.

▶ Dehnen Sie den Nacken, indem Sie das Kinn zum Hals neigen. Atmen Sie bei dieser Neigung aus und beim Wiederaufrichten ein.

Übung 2 – Schulterverspannungen lösen

▶ Verschränken Sie die Finger beider Hände, drehen Sie die Handflächen nach außen, und strecken Sie sie in Brusthöhe vom Körper weg. Ziehen Sie gleichzeitig die Brustwirbelsäule nach hinten, bis Sie eine Spannung in den Schultern spüren.

▶ Wiederholen Sie die Übung, indem Sie die Arme senkrecht nach oben strecken. Ziehen Sie dabei die Arme abwechselnd mit dem rechten und dem linken Handballen nach oben.

Übung 3 – die Arme dehnen

▶ Greifen Sie mit der rechten Hand von oben und mit der linken von unten zwischen die Schulterblätter, und versuchen Sie, die Hände hinter dem Rücken zusammenzuführen. Danach die Seite wechseln.

Übung 4 – den Rücken strecken

▶ Rutschen Sie mit dem Rücken bis an die Lehne. Lassen Sie die Füße flach auf dem Boden stehen. Verschränken Sie die Arme im Nacken, und stützen Sie den Hinterkopf ab.

▶ Strecken Sie sich nun so weit nach hinten über die Stuhllehne, bis Sie die Dehnung in der Brustwirbelsäule und in den Schultern spüren (vergleichen Sie dazu die Abbildungen auf Seite 28).

Es empfiehlt sich, die Übungen immer zur gleichen Tageszeit durchzuführen – am besten vor den Mahlzeiten oder zwei bis drei Stunden danach. Wenn es möglich ist, sollten Sie in Ihrer Wohnung einen festen Platz dafür reservieren.

Im Berufsleben oder bei der Hausarbeit gibt es viele Situationen, die die Muskulatur einseitig belasten. Das lässt sich leicht vermeiden, wenn man in die gewohnten Abläufe neue Verhaltensmuster integriert.

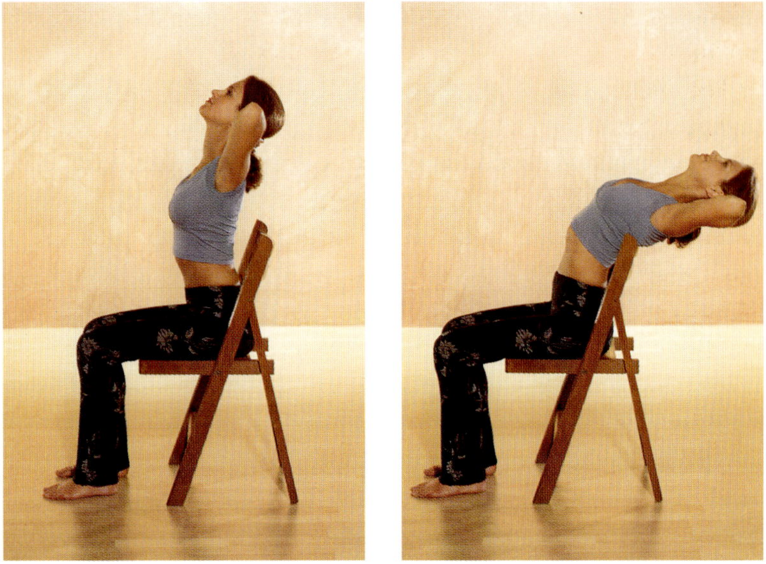

Es ist nicht notwendig, die Übungen unmittelbar hintereinander durchzuführen. Trainieren Sie langsam und sorgfältig, erkunden Sie Ihre eigenen Grenzen, und nehmen Sie sich Zeit, Ihren Körper gründlich zu erforschen.

▶ Stellen Sie sich hinter den Stuhl, und stützen Sie sich mit den Händen leicht auf der Lehne auf. Blicken Sie geradeaus, und stellen Sie die Beine in Schrittstellung: Beide Fußspitzen zeigen nach vorn, ein Bein ist gebeugt, das andere gestreckt.

▶ Beugen Sie das angewinkelte Knie noch stärker, und schieben Sie gleichzeitig das Brustbein nach vorn. Versuchen Sie, gleichzeitig die Wirbelsäule zu strecken.

▶ Wiederholen Sie die Übung mehrere Male, und wechseln Sie anschließend die Seite.

Übung auf dem Boden

▶ Setzen Sie sich mit angewinkelten Knien auf den Boden. Kreuzen Sie die Arme unter den Knien, und legen Sie die Hände jeweils auf das gegenüberliegende Knie.

▶ Legen Sie den Kopf seitlich auf ein Knie. Verharren Sie einige Sekunden lang in dieser Stellung.

▶ Lassen Sie beide Fersen langsam nach vorn rutschen, bis die Knie beinahe gestreckt sind. Wenn möglich, berühren Sie mit den Ellenbogen den Boden. Versuchen Sie, den Kopf auf dem Knie zu lassen und den Rücken zu entspannen. Verbleiben Sie für einige Sekunden in dieser Position, und wiederholen Sie dann die Übung, indem Sie den Kopf auf das andere Knie legen.

Denken Sie darüber nach, womit Sie sich selbst eine Freude machen könnten, um sich für die karge Kost zu entschädigen – beispielsweise eine Unternehmung zu zweit oder ein Vorhaben, das Sie schon lange realisieren wollen.

Die Darmmuskulatur aufbauen

Nachdem Sie eine Woche lang nichts Süßes, kein Fleisch und nur gekochtes Getreide, Reis und Kartoffeln gegessen haben, wird es Ihnen möglicherweise schon besser gehen. Die Magen-Darm-Geräusche und Blähungen haben wahrscheinlich abgenommen. Wenn Sie sich trotz alledem ein wenig schwach fühlen und Heißhunger auf andere Dinge haben, denken Sie daran, dass Getreide und Reis über Jahrtausende die Basis der menschlichen Ernährung waren. Nicht Brot stellte das Hauptnahrungsmittel dar, wie wir heute meist glauben, sondern Grütze. An Sonn- und Feiertagen wurde der Eintopf mit Hühnerfleisch aufgewertet, im Alltag kam etwas Gemüse oder Schmalz hinzu.

Schonkost durch gedünstetes Gemüse bereichern

In dieser zweiten Woche der Ernährungsumstellung kann das Nahrungsangebot ein wenig erweitert werden. Die Basis – Getreide, Reis und Kartoffeln – bleibt allerdings gleich. Wenn Magen und Darm schon etwas entspannter sind, kann man das Getreide jetzt auch etwas grober schroten, damit der Muskelaufbau im Darm weiter voranschreiten kann. Ergänzen Sie Ihren täglichen Speiseplan schrittweise mit Gemüse. Es kann zusammen mit dem Getreide gekocht oder gedünstet als Beilage gereicht werden. Für rohes Gemüse und Salate ist es noch zu früh. Es ist ratsam, mit weniger blähenden Sorten wie Möhren, Zucchini, Fenchel oder Auberginen zu beginnen. Meiden Sie zunächst Kohl, Kraut und Hülsenfrüchte.
Selbstverständlich können Sie die Ernährung der ersten Wochen auch beibehalten, wenn Sie feststellen, dass sie Ihnen gut getan hat, oder falls Sie mehr Gewicht verlieren wollen.

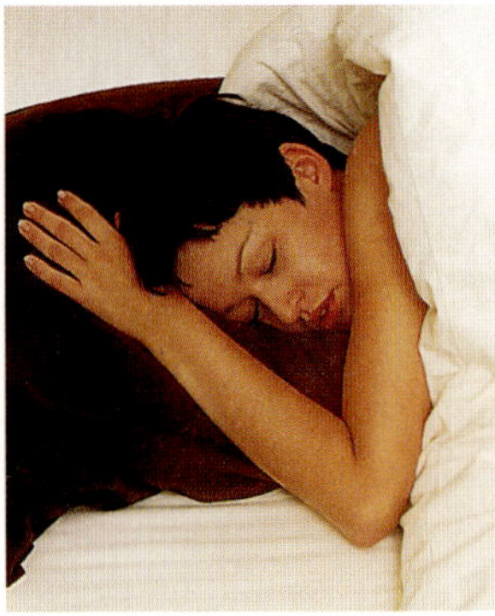

Bei Fibromyalgiepatienten sind häufig die Tiefschlafphasen gestört und damit die Schlafanteile, in denen sich Körper und Geist erholen.

Fibromyalgiepatienten sollten unbedingt ein Entspannungsverfahren erlernen. Während dem einen autogenes Training hilft, kann dem anderen die stille Versenkung beim Betrachten der Natur Ruhe und Ausgeglichenheit schenken.

Dritte Woche – Entspannung und Schlaf

Neu im Programm:
- Kleine Pausen im Alltag
- Gesunde Ernährung – Teil drei
- Erholsamer Schlaf

Weiterhin:
- Spazierengehen
- Tagebuch der schönen Dinge
- Haltungs- und Dehnübungen

Ein langer Atem tut not

Die beiden ersten, besonders anstrengenden Wochen sind geschafft. In so kurzer Zeit kann man zwar noch keinen Durchbruch erwarten, doch ist schon einiges erreicht: Die Bauchbeschwerden und die Wassereinlagerungen lassen nach, der Allgemeinzustand kann bereits besser sein, wenngleich man sich noch ein wenig schwach fühlt.
Falls Sie sich noch nicht wohler fühlen oder es Ihnen vielleicht sogar schlechter geht als vorher, so ist das noch lange kein Grund, zu resignieren. Denn bei Fibromyalgie kann jede äußere Veränderung zu Schwankungen des Befindens führen, die nicht auf die Durchführung des Programms zurückzuführen sind.
Setzen Sie diese Woche die bisherigen Spaziergänge und das Tagebuchschreiben fort. In Ihren Aufzeichnungen sollten sich inzwischen einige Ereignisse finden, die Ihnen persönlich gut getan haben. Sie können schon jetzt anfangen, aus diesem Fundus zu schöpfen.

Im Alltag kleine Pausen einlegen

Viele Fibromyalgiepatienten neigen dazu, sich unter Belastung vermehrt anzuspannen, ohne es zu merken. Dieser unbewusste Muskelstress trägt auf die Dauer noch zu einer weiteren Verstärkung der ohnehin schon gravierenden Schmerzen bei.

Ein erster Schritt gegen die Verspannungen ist es, von Zeit zu Zeit auf den eigenen Körper zu achten und die Signale wahrzunehmen, die er aussendet. Auf diese Weise lässt sich ein besseres Bewusstsein für die Befindlichkeiten und Bedürfnisse des eigenen Körpers schaffen.

Spaziergang durch den Körper

Bauen Sie also in Ihren Alltag regelmäßig kleine Ruhepausen ein, in denen Sie einen Moment lang innehalten und überlegen, wie es Ihnen gerade geht:

- Horchen Sie kurz in sich hinein, und stellen Sie fest, wie Sie sich körperlich fühlen: Wie geht es dem Rücken, wie den Armen und Beinen? Was sagt der Bauch? Wie ist Ihre Stimmung?
- Falls Sie sich angespannt fühlen, atmen Sie ein- oder zweimal tief ein und langsam aus. Versuchen Sie, dabei loszulassen und intensiv Ihren Körper zu spüren – mehr brauchen Sie nicht zu tun.
- Wichtig ist, dass Sie sich immer wieder an die Pausen erinnern lassen. Helfen Sie Ihrem Gedächtnis auf die Sprünge: Schalten Sie jedesmal für einen kurzen Moment ab, wenn die Kirchenglocken zur vollen Stunde schlagen, wenn die Ampel auf Rot schaltet, wenn Sie eine Tätigkeit erfolgreich abgeschlossen haben etc.

Bewusst in den Alltag eingebaute Erholungspausen sind gerade in solchen Phasen wichtig, in denen man sich die wertvollen Momente des Atemholens normalerweise am wenigsten gönnen würde.

Bereicherung des Speiseplans

Nach der zweiwöchigen Schonphase wird in der dritten Programmwoche langsam mit dem Aufbau der Ernährung begonnen. Zum Frühstück kommt nun Obst hinzu. Man kann es entweder pur genießen oder sich ein Müsli damit zubereiten. Geeignet sind vor allem Äpfel, Birnen, Bananen, Kiwis und Mangos. Steinobst wie Kirschen und Pflaumen ist hingegen für den Verdauungstrakt schwer verträglich.
Diesen Schritt sollten Sie allerdings erst dann tun, wenn Ihre Verdauung regelmäßiger geworden ist und Blähungen und Darmgeräusche nachgelassen haben. Ansonsten fahren Sie noch eine Weile fort wie bisher, und nehmen Sie zusätzlich Vitaminpräparate ein.

Pflanzliche Faserstoffe, die in der modernen Ernährung meist nur einen geringen Stellenwert haben, spielen für die Darmgesundheit eine wichtige Rolle. Sie regulieren die Verdauung und begünstigen den Stoffwechsel.

Abhilfe bei »Trainingsproblemen«

▶ Muskelkater nach dem Spazierengehen: Reduzieren Sie Ihr Pensum ein bis zwei Tage lang, gehen Sie langsamer, und machen Sie vorwiegend Dehnübungen.

▶ Blähungen, Darmgeräusche: Die Nahrung ist entweder zu grob oder nicht lange genug gekocht. Schroten Sie das Getreide feiner, und kochen Sie alles länger. Bei der Umstellung auf Gemüse lassen sich die Darmgeräusche jedoch nicht vollständig vermeiden.

▶ Verstopfung: Fügen Sie den Speisen Lein- oder Flohsamen zu (mehrere Esslöffel täglich). Wenn das nicht hilft, können Sie sich in der Apotheke Glyzerinzäpfchen oder ein Einmalklistier besorgen.

Müsli zum Frühstück

Ein Müsli schmeckt nicht nur gut, sondern stellt eine hervorragende Grundlage für den ganzen Tag dar. Es ist nachhaltig sättigend, belastet nicht und gibt Kraft über viele Stunden.

▶ 1 Teil Getreidegrütze mit 2 bis 3 Teilen Wasser aufkochen; so lange kochen lassen, bis das Wasser fast vollständig verdampft ist und ein sämiger Brei entsteht. Bei Hafer dauert dies etwa 10 bis 15 Minuten.

▶ Obst (z. B. geriebene Äpfel), Joghurt oder Dickmilch untermischen. Nach Geschmack Zimt, Vanille, Rosinen und Süßstoff hinzufügen.

Zum Mittagessen knackige Salate

Mittags wird der Speiseplan durch frische Salate ergänzt. Da Rohkost aber für den Magen eine Herausforderung ist, empfiehlt es sich, mit leicht verdaulichen Blattsalaten wie Kopf- und Feldsalat zu beginnen. Auch fein geriebene Möhren sind gut verträglich. Die Zubereitung kann nach Belieben erfolgen: Essig, Öl, Joghurt, Salz, Pfeffer und Gewürze oder frische Kräuter kommen gleichermaßen infrage. Von fetten Mayonnaisen, Ketchup o. Ä. ist allerdings abzuraten. Kaltgepresste Pflanzenöle sind am besten geeignet.

Für erholsame Nachtruhe sorgen

Ein- und Durchschlafstörungen sind typische Symptome der Fibromyalgie – kaum ein Patient bleibt davon verschont. Schlechter Schlaf ist aber nicht nur lästig, er führt auch zu einer Verstärkung der Schmerzen. Schnell ist dann ein Teufelskreis in Gang gesetzt: Gestörter Schlaf bedingt Schmerzen, diese wiederum führen zu noch schlimmeren Schlafstörungen, und die Schmerzen steigern sich weiter.

Schlaftabletten – mehr Schaden als Nutzen

Liebäugeln Sie in solch einer Situation auf keinen Fall mit Schlaftabletten – sie sind alles andere als eine Lösung. Denn nicht nur die äußerst schnelle Gewöhnung ist gefährlich, auch unterdrücken viele Schlaftabletten die erholsamen Phasen des Schlafs, und Sie fühlen sich am nächsten Morgen genauso wenig erfrischt.

Bleiben Sie entspannt: Eine Nacht ohne Schlaf ist zwar unangenehm, aber keine Katastrophe. Sicherlich werden Sie müde sein – aber neuere Forschungen haben ergeben, dass Schlafmangel die Stimmung manchmal sogar verbessert.

Schlaf lässt sich nicht erzwingen

▶ Schlaf kann man nicht erzwingen. Je verzweifelter Sie es versuchen, weil Sie am nächsten Tag topfit sein möchten, desto eher erreichen Sie genau das Gegenteil. Je mehr Sie sich unter Druck setzen, desto weniger wird es Ihnen gelingen. Außerdem sollten Sie nicht vergessen, dass jeder ein anderes Schlafbedürfnis hat: Viele Menschen kommen gut mit sechs bis sieben Stunden aus. Im schlimmsten Fall schläft man eine Nacht überhaupt nicht. Dann fühlt man sich zwar müde, aber auch ein wenig »aufgekratzt«. Diesen Effekt nützt man auch, um schwere Depressionen zu unterbrechen.

▶ Nach einer Nacht, in der Sie schlecht geschlafen haben, ist es nicht sinnvoll, das Versäumte durch einen Mittagsschlaf nachzuholen. Abends beginnen sonst die Einschlafprobleme von Neuem, da man noch gar nicht wieder müde ist. Besser ist es, den normalen Tagesrhythmus beizubehalten und zur gewohnten Zeit ins Bett zu gehen. Halten Sie also lieber den Tag über durch, dann werden Sie abends sicher hundemüde sein und wunderbar einschlafen.

▶ Legen Sie sich nur zum Schlafen ins Bett. Zum Arbeiten, Lesen, Essen oder Fernsehen ist es nicht der geeignete Ort. Auch ist es ratsam, das Bett zu verlassen, wenn Sie nicht einschlafen können. Es hilft nicht, sich auf der Suche nach Schlaf stundenlang hin- und herzuwälzen. Ein solches Verhalten führt nur dazu, dass Sie sich irgendwann regelrecht vor dem Bett fürchten.

Ihr Schlafzimmer sollte Ihren Schlummer fördern: Ausreichend frische Luft, nicht zu hohe Temperaturen und eine rückenfreundliche, nicht zu harte Matratze sind gute Voraussetzungen für einen erholsamen Schlaf.

Mit einfachen Mitteln Ruhe finden

▶ Einem entspannten Schlummer förderlich sind kleine Rituale am Abend: Eine Tasse heißer Kräutertee, verbunden mit einer angenehmen Lektüre, kann helfen, Abstand vom Tag zu finden. Umgekehrt tragen aufregende Fernsehfilme nicht gerade dazu bei, einen Übergang zur nächtlichen Ruhephase zu schaffen.

▶ Essen vor dem Zubettgehen sollten Sie dringend vermeiden. Denn dann ist Ihr Körper mit der Verdauung beschäftigt, wo er doch eigentlich entspannen soll. Als Faustregel gilt, die letzte Mahlzeit etwa drei Stunden vor dem Schlafengehen zu sich zu nehmen.

▶ Nachts um drei Uhr ist die beste Zeit, um erfolgreich zu grübeln. Die Probleme stellen sich noch schwieriger dar als am Tage. Da Sie aber zu dieser Uhrzeit keine Lösung finden werden, denken Sie bewusst an etwas Angenehmes. Falls das nicht gelingt, stehen Sie auf, und legen Sie sich erst wieder hin, wenn die Augen schwer geworden sind.

▶ Wenn man nicht schlafen kann, dann empfindet man manchmal bereits das laute Atmen des Partners als störend. Sollte er gar schnarchen, wird das Einschlafen manchmal nahezu unmöglich. Falls es Ihre Wohnung zulässt, sollten Sie daher nicht zögern, auch einmal in einem anderen Raum zu schlafen. Vermitteln Sie Ihrem Partner, dass das nichts mit mangelnder Zuneigung zu tun hat. Im Gegenteil, getrenntes Schlafen kann der Beziehung sogar gut tun.

▶ Wer eine Entspannungsmethode wie autogenes Training, progressive Muskelrelaxation nach Jacobson oder Yoga beherrscht, kann es auch einsetzen, um zu Schlaf zu finden.

▶ Ein Dinkelkopfkissen hat schon so manchem geholfen, die Nacht angenehmer zu machen, da es die Nackenmuskulatur sanft entspannt.

▶ Körperliche Bewegung während des Tages fördert die Nachtruhe in entscheidendem Maß. Durch täglichen Sport erzielen Sie somit einen mehrfachen Vorteil. Seien Sie dabei aber nicht ungeduldig, denn unter Umständen trifft der positive Effekt erst nach drei bis vier Wochen regelmäßigen Trainings ein.

Die Heilkraft der Pflanzen nutzen

▶ Sanfte Beruhigungstees (vor allem Baldrian, Hopfen oder Melisse) können in vielen Fällen eine erfolgreiche Einschlafhilfe sein.

▶ Wenn alle Ratschläge nicht helfen, sind pflanzliche Wirkstoffe eine hervorragende Alternative zu chemischen Schlafmitteln. Sie erhöhen die natürliche Bereitschaft, in den Schlaf zu sinken, anstatt den Schlaf zu erzwingen. Baldrian, Hopfen, Melisse u. v. a. m. sind in Form von zahlreichen Präparaten in der Apotheke erhältlich (siehe Seite 78f.). Beim seit Jahrhunderten bewährten Baldrian sollten Sie darauf achten, dass er hoch genug dosiert eingenommen wird. Ein bis zwei Gramm am Abend dürfen es durchaus sein, um eine schlaffördernde Wirkung zu erzielen. Auch bei einigen anderen Wirkstoffen ist die Dosierungsangabe auf der Verpackung häufig eher zu niedrig angesetzt.

Pflanzliche Mittel wie Baldrian oder Melisse sind eine gute Alternative zu chemischen Schlafmitteln. Wenden Sie sich an Ihren Apotheker, und lassen Sie sich ausführlich über die Wirkungsweise der verschiedenen Präparate beraten.

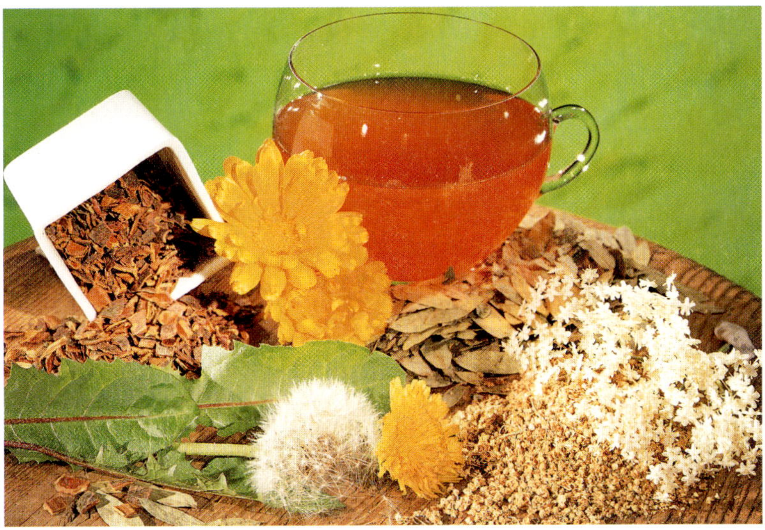

Schlafstörungen können die mit Fibromyalgie einhergehenden Beschwerden noch verstärken. Sanfte Naturheilmittel wie Baldrian- oder Melissentee schaffen hier schnell Abhilfe.

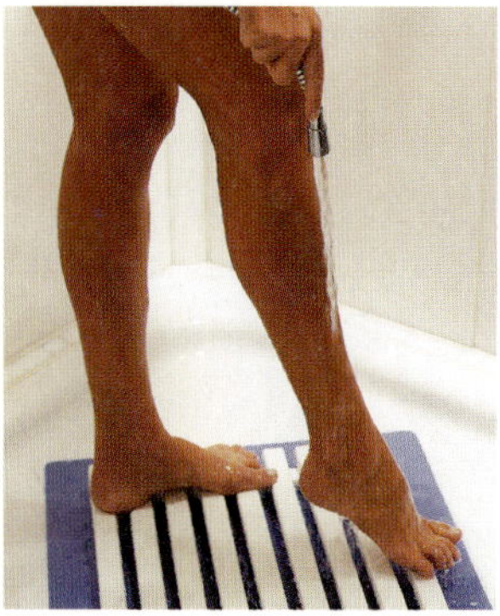

Kälteanwendungen blockieren die Nerven, die die Muskelverspannung unterhalten, und bewirken so eine Entspannung der Muskulatur.

Gerade wenn Sie lange keinen Sport getrieben haben, kann es sehr sinnvoll sein, einzelne Muskelgruppen aufzubauen. Dazu braucht es kein Fitnessstudio mit komplizierten Geräten, es geht auch wesentlich einfacher.

Vierte Woche – Körperwahrnehmung

Neu im Programm:
- Fibromyalgiegymnastik
- Physikalische Therapie mit Wärme und Kälte
- Gesunde Ernährung – Teil vier

Weiterhin:
- Spazierengehen
- Haltungs- und Dehnübungen
- Tagebuch der schönen Dinge
- Pausen im Alltag

Das Schwerste ist geschafft

Wenn Sie das Programm bis jetzt durchgehalten haben, können Sie mit sich zufrieden sein. Sie haben viel geleistet! In dieser Woche dürfen Sie daher ein wenig verschnaufen. Führen Sie regelmäßig die Dehnübungen durch, Gleiches gilt für die täglichen Spaziergänge. Variieren Sie hier das Tempo entsprechend Ihrer Verfassung. An einem Tag geht es flotter, am anderen lassen Sie sich mehr Zeit. Achten Sie besonders auf die kleinen Pausen im Alltag. Ob Sie beim Einkaufen Schlange stehen oder in der Arztpraxis warten müssen – nutzen Sie jede Gelegenheit, um tief durchzuatmen und Ihren Körper besser kennen zu lernen.

Bewusstes Bewegen

Das Gymnastikprogramm stellt einen weiteren Schritt in Richtung Gesundheit dar. Es nimmt im Rahmen des Selbsthilfeprogramms einen hohen Stellenwert ein.
Die meisten Fitnessübungen sind für Fibromyalgiepatienten ungeeignet, weil sie die schnelle Erschöpfung und die hohe Muskelanspannung der Betroffenen nicht berücksichtigen. Aus diesem Grund wurde in Zusammenarbeit mit erfahrenen Krankengymnastinnen ein auf ihre speziellen Bedürfnisse abgestimmtes Programm entworfen.

Die Fibromyalgiegymnastik ist für jedermann durchführbar, alle entscheidenden Muskelgruppen werden dabei angesprochen. Am Anfang erscheinen Ihnen die Übungen vielleicht etwas fremd, doch Sie werden sehen: Es lohnt sich! Bereits nach zwei bis drei Wochen können Sie erste Erfolge für sich verbuchen. Das Programm zum Mitmachen auf Videokassette ist im Buchhandel erhältlich. Derzeit sind weitere Videokassetten in Vorbereitung, die direkt daran anschließen und die Muskulatur Schritt für Schritt weiter aufbauen.
Überlegen Sie vorher gut, welcher Zeitpunkt des Tages am besten für das Gymnastikprogramm geeignet ist. Beginnen Sie diese Woche mit einer Auswahl der auf den nächsten Seiten exemplarisch dargestellten Übungen. Integrieren Sie täglich zwei bis drei Übungen in Ihren Tagesablauf, und üben Sie dreimal pro Woche jeweils 30 Minuten lang. Wiederholen Sie alle Übungen etwa eine bis zwei Minuten lang bzw. so lange, wie es Ihnen noch leicht fällt. Wenn Sie unter Zeitdruck stehen oder starken Muskelkater verspüren, können Sie am selben oder folgenden Tag Ihren Spaziergang etwas abkürzen.

Bei der Kräftigung werden gezielt Muskelgruppen angespannt und in Form gebracht, so dass sich im Lauf der Zeit ein stützendes Muskelgewebe aufbaut, das auf einseitige Muskelbelastungen nicht mit Schmerzen reagiert.

Übungen im Stehen

Wohltat für die Arme

▶ Stellen Sie die Füße hüftbreit nebeneinander. Lassen Sie die Arme locker hängen, und bewegen Sie langsam die Finger der rechten Hand: Beugen und strecken Sie die Finger ohne Anstrengung. Schließen Sie die Hand, öffnen Sie sie wieder, und probieren Sie aus, welche Bewegungen mit der Hand schmerzfrei möglich sind.

▶ Beugen und strecken Sie das Handgelenk zunächst in verschiedene Richtungen, und führen Sie dann kleine und große Kreisbewegungen im Handgelenk durch. Kreisen Sie weiter, und fahren Sie dabei mit den Fingerbewegungen fort.

▶ Beziehen Sie nun noch Ihren Ellenbogen mit ein. Beugen und strecken Sie den Ellenbogen sanft. Stellen Sie sich vor, am Ellenbogen wäre – wie bei einer Marionette – ein Faden befestigt. Der Faden zieht den Ellenbogen sanft in unterschiedliche Richtungen: zur Seite, nach oben, nach hinten und nach vorn.

Die ausgelotete Statik des gesamten Körpers ist Voraussetzung für eine gute Haltung. Die ideale Haltung ist das kraftsparende Ausbalancieren aller Körperteile um die zentrale Achse, also um die Wirbelsäule.

▶ Versuchen Sie nun, mit dem gesamten Oberkörper den Bewegungen des Ellenbogens zu folgen. Geht der Ellenbogen beispielsweise nach rechts, schwingt der Körper nach rechts mit usw. Achten Sie ganz bewusst auf die Bewegung des Rückens und der Rippen.

▶ Nehmen Sie nun Ihre Schultern hinzu, und beziehen Sie sie mit in die Schwingbewegung ein. Versuchen Sie, die Ellenbogen und Schultern lockern zu lassen.

▶ Stellen Sie sich zusätzlich vor, auch an Ihrer Hand wäre ein Faden befestigt, der sie in die unterschiedlichsten Richtungen sanft durch den Raum bewegt.

▶ Kommen Sie zur Ruhe, und schließen Sie für einen Moment die Augen. Spüren Sie, wie sich Ihr rechter Arm nun im Unterschied zum linken anfühlt, und führen Sie anschließend die gleichen Bewegungen mit beiden Armen aus, etwa 2 Minuten lang. Versuchen Sie Ihren Atemrhythmus den Bewegungen so gut wie möglich anzupassen. Wechseln Sie dann die Seite.

Das dynamische Stehen

▶ Stellen Sie sich aufrecht hin, die Füße etwa schulterbreit auseinander. Konzentrieren Sie sich auf Ihre Fußsohlen. Wie fest ist der Kontakt Ihrer Füße zum Boden? Wie verhalten sich Ihre Knie? Nehmen Sie Ihre Rückenhaltung bewusst war.

▶ Verlagern Sie Ihr Gewicht von rechts nach links und wieder zurück, ohne dass die Füße den Bodenkontakt verlieren, und wiederholen Sie diesen Bewegungsablauf einige Male.

▶ Verlagern Sie das Gewicht nun abwechselnd nach vorn und hinten. Dadurch verlagert sich der Druck, der auf den Fuß ausgeübt wird, von den Ballen auf die Fersen.

▶ Nachdem Sie diese Pendelbewegung mehrmals durchgeführt haben, achten Sie wieder auf den Bodenkontakt. Hat sich an Ihrem Gefühl etwas verändert?

▶ Führen Sie nun sanfte Kreisbewegungen mit dem Becken aus. Vergrößern Sie den Kreisradius so weit, wie es mühelos möglich ist.

▶ Anschließend kreisen Sie mit Brustkorb und Schultern. Nach 1 bis 2 Minuten kommen Sie zur Ruhe.

Bewegliche Beine

▶ Stellen Sie sich aufrecht hin, die Füße etwa schulterbreit auseinander. Konzentrieren Sie sich auf Ihre Fußsohlen. Nehmen Sie erneut den Kontakt Ihrer Fußsohlen zum Boden wahr.

▶ Beginnen Sie nun Ihr rechtes Knie langsam so zu beugen, dass sich die rechte Ferse ein wenig vom Boden hebt. Wiederholen Sie diese Bewegung einige Male.

▶ Heben Sie nun Ihren rechten Vorfuß an, so dass der Druck auf Ihrer Ferse lastet. Können Sie dabei Ihr Becken ruhig lassen? Wiederholen Sie die Bewegung einige Male.

▶ Versuchen Sie nun, beide Bewegungen miteinander zu verbinden. Ruhen Sie sich nach 1 bis 2 Minuten aus.

▶ Verlagern Sie nun den Druck abwechselnd auf die Innen- und Außenseite des Fußes. Spüren Sie, dass sich Ihr Knie ebenfalls nach innen und außen bewegt?

▶ Führen Sie nun mit dem Knie eine kreisförmige Bewegung aus. Dadurch werden verschiedene Partien des Fußes belastet. Nach 1 bis 2 Minuten kommen Sie zur Ruhe und vergleichen den Stand beider Füße. Wiederholen Sie nun die Übung mit dem linken Bein.

Flexible Schultergelenke

▶ Stellen Sie sich aufrecht hin, die Füße etwa schulterbreit auseinander, die Knie leicht gebeugt.

▶ Strecken Sie nun Ihren rechten Arm nach vorn aus, und heben Sie ihn bis auf Schulterhöhe an. Bewegen Sie den Arm so weit zur Seite, wie es Ihnen mühelos gelingt. Schauen Sie dabei geradeaus. Wiederholen Sie diese Bewegung einige Male, und ruhen Sie sich dann aus.

▶ Heben Sie den Arm erneut an, bewegen Sie ihn wieder so weit wie möglich seitwärts. Verfolgen Sie diesmal mit den Augen die Bewegung Ihrer Hand. Wie weit können Sie den Arm nun zur Seite drehen? Können Sie die Hand, den Ellenbogen und die Schultern für die Dauer der Bewegung locker lassen?

▶ Nach etwa 1 bis 2 Minuten ruhen Sie sich aus und vergleichen beide Arme und Schultern miteinander. Wiederholen Sie die Übungen anschließend mit dem linken Arm.

Die Beweglichkeitsförderung im Wirbelsäulenbereich wird bei den meisten Bewegungsprogrammen sträflich vernachlässigt. Dabei spielt gerade die Flexibilität bei der Gesunderhaltung des Rückens eine maßgebliche Rolle.

Übungen im Sitzen

Das dynamische Sitzen

▶ Setzen Sie sich bequem auf einen Hocker, und achten Sie darauf, dass Ihre Füße vollständigen Bodenkontakt haben. Schließen Sie für einen Moment die Augen. Spüren Sie Ihre Rückenhaltung. Stellen Sie sich vor, Sie würden sich von der Seite ansehen. Sähe der Rücken eher aus wie der Buchstabe »S« oder wie ein »C«?

▶ Öffnen Sie nun die Augen wieder, und beginnen Sie Ihr Becken vorsichtig zu bewegen. Schieben Sie es wechselweise nach hinten und nach vorn. Führen Sie diese Bewegung in Einklang mit Ihrer Atmung aus. Wenn Sie ausatmen, kippen Sie das Becken nach hinten, und wenn Sie einatmen, nach vorn. Bestimmen Sie selbst den Rhythmus und den Radius der Bewegung. Achten Sie darauf, wie sich die Wirbelsäule bei dieser Kippbewegung anfühlt. Wie verhalten sich Schultern und Kopfbereich?

▶ Nach 1 bis 2 Minuten führen Sie die Bewegungen zur Seite durch. Wie verändert sich das Gefühl in Wirbelsäule, Rippen, Schultern und Kopfpartie? Stellen Sie sich vor, Sie säßen im warmen Sand und würden sich durch die Bewegung eine Kuhle graben. Ändern Sie die Bewegungsgeschwindigkeit, werden Sie abwechselnd schneller und dann wieder langsamer.

▶ Kommen Sie in die Mittelposition zurück, kippen Sie das Becken leicht nach vorn, und lassen Sie es kreisen, indem Sie die vier Bewegungsrichtungen miteinander verschmelzen. Achten Sie ganz bewusst darauf, wie Ihr Körper der Kreisbewegung folgt. Lassen Sie den Atem im Rhythmus der Bewegung fließen.

▶ Wechseln Sie nun die Bewegungsrichtung, und kreisen Sie mit dem Becken andersherum. Beschreiben Sie zunächst kleine und dann immer größer werdende Kreise. Spielen Sie wieder mit dem Radius und dem Rhythmus der Bewegung.

▶ Kommen Sie nach 1 bis 2 Minuten zur Ruhe, und schließen Sie die Augen wieder. Spüren Sie in sich hinein, und überlegen Sie, ob sich etwas an Ihrer Haltung verändert hat, wenn Sie nun Ihren Rücken von der Seite zeichnen würden.

Der ideale Stuhl hat eine harte Sitzfläche und eine flexible Rückenlehne, die sich der Anatomie der Wirbelsäule anpasst. Der Sitz sollte individuell verstellbar sein, so dass die Füße sicher auf dem Boden stehen.

Die Glocke

▶ Setzen Sie sich bequem auf einen Hocker, und achten Sie wieder darauf, dass Ihre Fußsohlen vollständigen Bodenkontakt haben. Schließen Sie kurz die Augen, und machen Sie sich Ihre Rückenhaltung bewusst.

▶ Stellen Sie sich vor, an der Decke über Ihnen wäre eine große Glocke aufgehängt, deren Durchmesser sich nach oben hin verjüngt. Der untere Teil der Glocke umfängt in weitem Radius Ihren Oberkörper bis etwa zur Höhe der Brust.

▶ Öffnen Sie Ihre Augen wieder, und führen Sie mit Ihrem Oberkörper langsame Kreisbewegungen aus. Lassen Sie Ihre Atmung im Einklang mit dieser Bewegung fließen. Stellen Sie sich vor, Sie würden sich in der Glocke spiralförmig nach oben schrauben. Dabei werden die Kreisbewegungen mit dem Glockenradius immer kleiner und kleiner.

▶ Lassen Sie sich Zeit, und führen Sie die Bewegung konzentriert und langsam aus. Können Sie spüren, wie sich Ihre Wirbelsäule streckt und Sie dadurch immer größer werden?

▶ Lassen Sie den Radius der Kreisbewegungen immer kleiner werden, so lange, bis sie kaum noch spürbar sind und Ihr Oberkörper nach und nach ganz zum Stillstand kommt. Ruhen Sie sich kurz aus, und achten Sie darauf, wie Ihre Wirbelsäule, Rippen, Schultern und Kopfpartie sich nun anfühlen.

▶ Schrauben Sie sich nun in umgekehrter Richtung wieder in der Glocke hinunter, und lassen Sie die Kreisbewegungen dabei wieder langsam größer werden. Versuchen Sie, die Bewegung in Einklang mit Ihrer Atmung zu bringen.

▶ Spüren Sie, wie Ihre Wirbelsäule sich dabei wieder krümmt und Sie nach und nach wieder kleiner und runder werden. Halten Sie Ihren Blick, während Sie die Kreisbewegungen ausführen, stets geradeaus nach vorn gerichtet.

▶ Wiederholen Sie diese Übung nach Belieben, so lange, wie es Ihnen noch leicht fällt. Beenden Sie sie aber in jedem Fall nach dem Hochschrauben in der Glocke. Diese Übung ist – genau wie das dynamische Sitzen – für jedermann nachvollziehbar und kann in sehr viele Situationen des Alltags integriert werden.

Alles Unbequeme verkrampft den Körper, und sei es nur geringfügig. Vermeiden Sie daher zu enge Kleidung und zu enge Schuhe. Vor allem Stöckelschuhe verkürzen die Wadenmuskeln und sorgen für Kreuzschmerzen.

Den Atem erspüren

▶ Wählen Sie für diese Übung einen ruhigen Ort, an dem Sie ungestört sind und sich gut konzentrieren können. Setzen Sie sich bequem auf einen Stuhl oder in einen Sessel. Halten Sie den Rücken gerade, und lassen Sie die Schultern locker hängen.

▶ Legen Sie Ihre Hände auf den Bauch, und schließen Sie die Augen. Atmen Sie normal ein und aus, und versuchen Sie dabei, den Fluss Ihres Atems in der Vorstellung zu verfolgen.

▶ Atmen Sie vorwiegend durch den Mund oder durch die Nase ein und aus?

▶ Spüren Sie Ihren Atem als Auf- und Abbewegung der Bauchdecke unter Ihren Händen?

▶ Atmen Sie länger ein oder aus?

▶ Können Sie beim Atmen den Unterkiefer locker hängen lassen und die Stirn- und Augenpartie entspannen?

▶ Genießen Sie für eine Weile den ruhigen, gleichmäßig dahinfließenden Rhythmus Ihres Atems.

Besorgen Sie sich für die Übungen im Liegen eine Unterlage, die Ihnen angenehm ist, z. B. eine Gymnastikmatte oder eine Decke. Erst wenn Sie entspannt liegen, können Sie die Übungen richtig durchführen und auch genießen.

Übungen im Liegen

Becken und Wirbelsäule harmonisieren

▶ Legen Sie sich auf den Rücken. Wenn diese Stellung für Ihren Nacken unbequem ist, schieben Sie ein gefaltetes Handtuch unter den Kopf. Schließen Sie für einen Moment die Augen, und konzentrieren Sie sich auf den Kontakt Ihres Körpers zum Boden.

▶ Stellen Sie die Füße auf, indem Sie die Knie anwinkeln. Die Füße sollten etwa schulterbreit auseinander stehen. Versuchen Sie, Ihre Fußsohlen so fest in den Boden zu drücken, dass sich Ihre Wirbelsäule ebenfalls ein wenig dem Boden nähert. Wenn Sie die Spannung lockern, entfernt sie sich wieder davon.

▶ Wiederholen Sie die Übung einige Male, und unterstützen Sie die Bewegung durch die Atmung.

▶ Führen Sie die Arme über den Kopf nach hinten, und legen Sie sie auf den Boden. Spüren Sie, dass sich der Brustkorb weitet und die Stellung der Wirbelsäule verändert ist?

▶ Rollen Sie erneut Ihr Becken nach vorn und hinten. Erscheint Ihnen die Bewegung jetzt weiträumiger? Nach 1 bis 2 Minuten bleiben Sie noch eine Weile ruhig auf dem Boden liegen, um ganz Ihren Körper und Atem zu spüren.

Wenn eine Übung nicht auf Anhieb klappt, sollten Sie auf keinen Fall gleich den Mut verlieren: Versuchen Sie es zunächst mit einer anderen. Je mehr Gespür Sie für Ihren Körper entwickeln, desto einfacher wird es.

Den Windungen des Körpers nachspüren

▶ Legen Sie sich auf den Rücken, und stellen Sie Ihre Füße auf. Kippen Sie beide Beine langsam und in einer fließenden Bewegung nach rechts, und richten Sie sie wieder auf.

▶ Wiederholen Sie die Übung, und lassen Sie die Beine jedesmal ein Stück näher in Richtung Boden kommen, bis Ihnen die Spannung zu groß wird. Achten Sie darauf, wie Ihr Körper der Kippbewegung folgt. Wie verhalten sich Ihre Schultern und die Halspartie? Wohin möchte der Kopf drehen?

▶ Machen Sie eine kurze Pause, und kippen Sie die Knie nach links. Finden Sie einen Ihnen angenehmen Rhythmus des Bewegungsablaufs, und versuchen Sie, die Atmung anzupassen.

▶ Kommen Sie nach 1 bis 2 Minuten in die Ausgangsposition zurück, strecken Sie die Beine aus, und schließen Sie die Augen. Können Sie die Aktivität Ihrer Muskeln noch spüren?

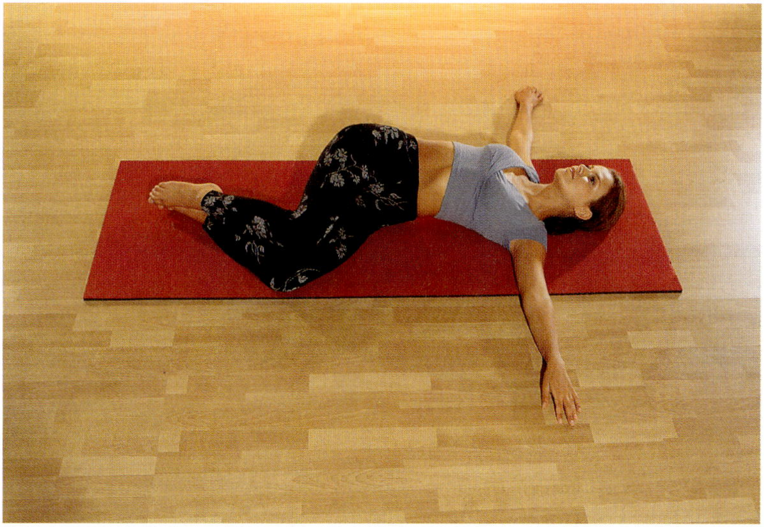

Die oben stehende Übung soll vor allem die Wirbelsäule positiv beeinflussen. Sie können sie variieren, indem Sie die Ausgangsposition einnehmen und anschließend den rechten Fuß auf Ihr linkes Knie stellen.

Die Hüftgelenke aktivieren

▶ Entspannen Sie sich in der Rückenlage. Spüren Sie, wie Ihr Körper auf dem Boden aufliegt, die Arme liegen locker neben dem Körper. Konzentrieren Sie sich auf die Hüftgelenke, das Becken und den Kreuzbeinbereich.

▶ Legen Sie jetzt Ihre Hände seitlich an die Hüftgelenke unterhalb Ihres Beckens. Drehen Sie Ihr rechtes Bein locker nach innen und außen. Spüren Sie dabei die Bewegung im Hüftgelenk und in den entsprechenden Muskeln.

▶ Können Sie Ihr Bein so weit drehen, dass Ihre Kleinzehenseite den Boden berührt? Vielleicht müssen Sie zu diesem Zweck das Knie etwas beugen. Wenden Sie für die Bewegung möglichst wenig Kraft auf.

▶ Nach einer kurzen Pause beginnen Sie erneut mit der Drehung nach außen und ziehen jetzt Ihr Knie in die Beugung, ähnlich wie ein Frosch. Schieben Sie das Bein wieder in die Ausgangsstellung zurück. Wiederholen Sie dies einige Male.

▶ Ruhen Sie sich aus, und vergleichen Sie die Auflagefläche beider Beine miteinander. Spüren Sie einen Unterschied? Wiederholen Sie anschließend die Übung mit dem linken Bein.

Das einwandfreie Funktionieren der Hüftgelenksmuskulatur ist für die Körperhaltung von grundlegender Bedeutung. Bei Menschen mit einer guten Haltung ist das Becken in der Regel leicht gekippt.

Den Atem lenken

▶ Entspannen Sie sich mit gestreckten oder angewinkelten Beinen in der Rückenlage, und legen Sie Ihre Hände flach auf den Bauch. Schließen Sie die Augen, und machen Sie sich erneut Ihre Atmung bewusst, wie Sie es bereits im Sitzen geübt haben.

▶ Versuchen Sie nun, den Fluss Ihres Atems ganz gezielt in Ihre Hände hineinzulenken. Spüren Sie, dass sich Ihre Hände beim Einatmen mit der Bauchdecke heben und beim Ausatmen wieder senken? Nehmen Sie wahr, dass es unter Ihren Händen wärmer wird?

▶ Nach 1 bis 2 Minuten legen Sie Ihre Hände jeweils seitlich auf die Rippen. Nehmen Sie wieder die Wärme und den leichten Druck Ihrer Hände wahr, und lenken Sie Ihren Atem bewusst dorthin.

▶ Können Sie beim Atmen unter Ihren Händen die Auf- und Abbewegung Ihrer Rippen wahrnehmen? Nach einigen Atemzügen legen Sie Ihre Hände seitlich neben Ihren Körper und ruhen sich aus.

Förderung der Tiefenatmung

▶ Entspannen Sie sich in der Rückenlage. Grätschen Sie beide Beine leicht, und strecken Sie beide Arme schräg nach hinten, so dass die Handflächen nach unten zeigen.

▶ Strecken Sie die Zehen, und spreizen Sie die Finger, atmen Sie dabei ein. Lassen Sie die Füße dann wieder locker, und führen Sie beide Arme gelöst nach vorn, während Sie ausatmen.

▶ Verharren Sie einige Atemzüge lang in der gestreckten Stellung. Spüren Sie, ob der Atem überall ungehindert fließen kann. Lockern Sie dann die Spannung.

▶ Versuchen Sie, den rechten Arm und das linke Bein gleichzeitig in der Diagonalen auseinander zu ziehen. Atmen Sie dabei ein. Beim Ausatmen lockern Sie die Spannung wieder. Dann die Seite wechseln.

Tipps für die Praxis

Wahrscheinlich stellen Sie sich die Frage: »Wie lange, wie oft und mit welcher Intensität soll ich üben?« Führen Sie die einzelnen Übungen grundsätzlich so lange durch, wie es Ihnen Freude bereitet und es Sie nicht zu sehr anstrengt.

Versuchen Sie, verschiedene Übungen in Ihre alltäglichen Verrichtungen zu integrieren, z. B. bei stehenden Tätigkeiten das dynamische Stehen (siehe Seite 38), oder bei Büroarbeiten bzw. bei Mahlzeiten das dynamische Sitzen (siehe Seite 40). Es wird Ihnen die jeweilige Position erleichtern.

Ebenso sollten Sie sich nicht unter Leistungsdruck setzen, sondern die Grenzen Ihrer Beweglichkeit besser kennen lernen und entsprechend respektieren. Dadurch wird sichergestellt, dass Sie sich in einem schmerzfreien Bereich bewegen.

Lassen Sie beim Verrichten der täglichen Hausarbeit Ihrer Körperhaltung mehr Aufmerksamkeit zukommen. Meist lassen sich die gleichen Tätigkeiten mit sehr viel weniger Kraftaufwand als gewohnt vollbringen. Achten Sie beispielsweise einmal darauf, wie oft Sie Ihre Schultern unnötigerweise hochziehen. Nur das, was Sie bewusst wahrnehmen, können Sie auch verändern!

Führen Sie die Gymnastik- und Atemübungen bei weit geöffnetem Fenster oder nach Möglichkeit sogar draußen an der frischen Luft durch. Sorgen Sie im Winter für einen wohltemperierten, in jedem Fall aber gut durchlüfteten Raum.

Wärmeanwendungen fördern die Durchblutung der Muskulatur und verbessern gleichzeitig die Sauerstoff- und Energiezufuhr. Sie können am ganzen Körper, aber auch lokal durchgeführt werden.

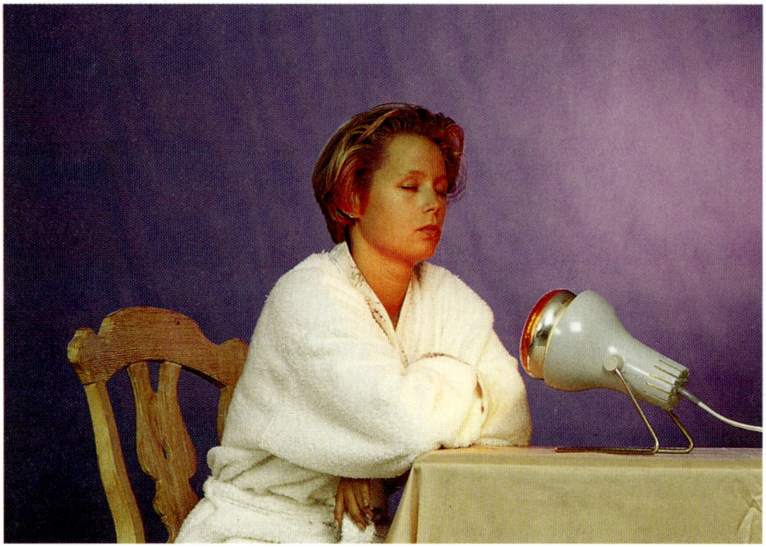

Physikalische Therapie

Unter physikalischer Therapie versteht man in der Medizin die unterschiedlichsten Anwendungen von Wärme, Kälte, elektrischem Strom und Massagen zur Schmerzlinderung und Muskelentspannung. Diese Therapieformen sind für Fibromyalgiepatienten sehr gut geeignet, greifen jedoch nicht bei gelegentlicher, sondern nur bei regelmäßiger Anwendung über einen langen Zeitraum. Einige der physikalischen Verfahren lassen sich auch sehr gut zu Hause durchführen. Das ist preiswert und ermöglicht die nötige Frequenz der Anwendung.

Wärme hat sich zur Entspannung schmerzhafter Muskeln bewährt. Dabei können Sie aus einer reichhaltigen Palette von verschiedenen Anwendungen auswählen: Moor, Fango, Rotlicht, heiße Rolle, Thermalbäder, Solebäder usw.

Wohltuende Wärme

Wärme wird seit langem zur Entspannung schmerzhafter Muskeln angewendet. Sie verstärkt die Durchblutung von Haut und Muskulatur und trägt auf diese Weise zu einem gesteigerten Abfluss von Stoffwechselprodukten und schmerzauslösenden Substanzen bei. Weiterhin blockiert Wärme die Schmerzleitung; sie setzt die Muskelanspannung herab und beinflusst zahlreiche Nerven.

Wärmebehandlungen bewirken nicht nur eine Schmerzlinderung und eine Herabsetzung des Muskeltonus, sie führen oft auch zu einer Verbesserung der Schlafqualität. Dem durch vegetative Fehlregulationen verursachten Frieren kann ebenfalls abgeholfen werden.

Wärmeanwendungen für zu Hause

▶ Heiße Vollbäder sind in jeder Form eine Wohltat. Empfehlenswert ist dabei die Verwendung von Badezusätzen – sie verstärken noch die Wirkung des warmen Wassers. Ein ganz einfaches Rezept ist das »Kleopatrabad«. Dazu rühren Sie einige Esslöffel Olivenöl in ein Glas Milch. Halten Sie das Glas unter den einlaufenden Wasserstrahl, damit die Mischung emulgiert. Die ägyptische Königin soll sich auf diese Weise ihren sagenhaften Teint bewahrt haben ...

▶ Einen Whirlpool werden Sie vermutlich nicht zu Hause haben. Eine Alternative sind günstig zu erwerbende Einlegematten, an die eine Pumpe angeschlossen ist. Dadurch verwandelt sich die heimische Badewanne in eine Art Miniwhirlpool.

▶ Heißes Duschen ist eine ausgezeichnete Möglichkeit, die erste Morgensteifheit zu überwinden. Durch einen Duschkopf mit veränderbarem Wasserstrahl kann die Dusche auch gleichzeitig zur angenehm sanften Massage werden.

▶ Heiße Kirschkern- oder Dinkelsäckchen sind vor allem für die verspannte Nackenregion sehr empfehlenswert. Man kann sie fertig in der Apotheke bzw. im Reformhaus kaufen oder selbst herstellen. Am besten geeignet sind längliche oder halbmondförmige Stoffbeutel, die nur locker gefüllt sind, weil sie sich besonders gut an den Hals anschmiegen. Sie lassen sich im Backofen oder in der Mikrowelle innerhalb von wenigen Minuten erwärmen. Man sollte sie so oft wie möglich anwenden. Legen Sie sie beispielsweise während der Arbeit am Computer oder beim Bügeln auf die schmerzende Halspartie.

▶ Infrarotlicht hat sich als Wärmeanwendung ganz ausgezeichnet bewährt. Vor allem im Rücken- und Nackenbereich zeigt die tief eindringende Wärme eine wohltuende Wirkung. Rotlichtlampen sind in fast jeder Apotheke erhältlich.

Mit Wärmeanwendungen können Sie so gut wie nichts falsch machen, außerdem macht diese Therapie fast immer Spaß. Es gibt nur eine Ausnahme: Bei einer akuten Entzündung kann Wärme die Beschwerden noch steigern.

Ob Ihnen Wärme oder Kälte besser hilft, kann letztendlich nur von Ihnen selbst entschieden werden. Probieren Sie beides aus – was Ihnen gut tut und eine Linderung der Schmerzen bewirkt, ist auch die richtige Behandlungsform.

▶ Auch die heiße Rolle ist ein bewährtes Verfahren. Falten Sie ein Handtuch auf die passende Größe zusammen, und gießen Sie kochendes Wasser darüber. Lassen Sie es etwas abkühlen, und legen Sie es nach dem Auswringen auf die verspannten Muskeln. Wenn Sie eine Mikrowelle haben, können Sie auch ein feuchtes Handtuch ganz kurz darin erhitzen. Lockern Sie hinterher Ihre Muskeln, indem Sie die Arme bzw. die Beine schütteln und kreisen lassen.

▶ Moor-, Fango- oder Fango-Paraffin-Packungen gibt es in der Apotheke. Sie werden im Backofen oder in der Mikrowelle erhitzt und geben eine lang anhaltende Wärme ab. Man kann sie mehrfach benutzen. Am besten nehmen Sie abends einfach eine Packung mit ins Bett. Vergessen Sie nicht, sie in Plastik einzuwickeln, da Fango stark färbt.

Schmerzlinderung durch Kälte

Kälte wird normalerweise vor allem bei Entzündungen angewendet. Obwohl die Fibromyalgie keine entzündliche Erkrankung ist, kann Kälte aber auch hier helfen. Kälteeinwirkung blockiert die Nerven, die die Muskelverspannung unterhalten, so dass es zu einer Entspannung der Muskeln kommt. Außerdem steigert Kälte – genauso wie Wärme – die Durchblutung mit den beschriebenen positiven Effekten. Weiterhin trägt sie zum Abschwellen bei, was ebenfalls Linderung verschafft. Die wirksamste Art der Kälteanwendung, die Ganzkörperkältekammer, ist natürlich zu Hause nicht verfügbar. Dafür gibt es aber eine Reihe anderer Möglichkeiten.

Kälteanwendungen selbst durchführen

▶ Am einfachsten ist die Anwendung von tiefgekühlten Kältepackungen (in der Apotheke erhältlich), die sich den schmerzenden Körperpartien anschmiegen, oder von mit Eiswürfeln gefüllten Plastikbeuteln. Zwischen Eis und Haut sollten Sie unbedingt ein trockenes (nicht zu dickes) Baumwolltuch legen, um Erfrierungen zu vermeiden. Besonders wirksam ist diese Form der Kältebehandlung bei Nackenkopfschmerzen und Kopfschmerzen in der Schläfenpartie.

Warm-kalte Wechselduschen

Die Anwendung von Wärme und Kälte im Wechsel bringt nicht nur den Kreislauf in Schwung. Es handelt sich dabei vielmehr um ein aktives Gefäßtraining, das gerade bei Fibromyalgie von großer Bedeutung ist. Besonders in der kalten Jahreszeit wird es dem Körper dadurch erleichtert, sich auf den abrupten Wechsel zwischen warmer Wohnung und kalter Außenluft einzustellen.

▶ Altbekannt und bewährt sind die Anwendungen nach Pfarrer Kneipp. Die wesentliche Regel ist dabei, jeder warmen Anwendung eine kalte folgen zu lassen. Duschen Sie ausgiebig warm, und brausen Sie sich dann kurz eiskalt ab. Am besten beginnen Sie damit an Armen und Beinen, dann kommen Oberkörper und Gesicht dran.

▶ Eine ähnlich positive Wirkung hat auch die Sauna, wenn Sie alles richtig machen. Zunächst sollten Sie sich nicht überanstrengen – meist ist ein Saunagang von 10 bis 15 Minuten völlig ausreichend. Das Wichtigste ist nicht die Wärme allein, sondern die Kombination mit der anschließenden Abkühlung. Nach dem Schwitzen wird also sofort kalt geduscht und dann der Sprung ins eiskalte Tauchbecken gewagt.

Vollkornbrot und frische Rohkost

▶ Schroten Sie das Getreide gröber als bisher. Garen Sie es kürzer: Die Getreidekörner sollten nun nicht mehr ganz weich, sondern »al dente« sein, d. h., man sollte sie nun beim Kauen spüren.

▶ Erhöhen Sie den Anteil frischer Rohkost, indem Sie nicht nur mittags, sondern auch abends einen Salat zubereiten. Erweitern Sie langsam das Spektrum an Sorten, vermeiden Sie aber nach wie vor Kohl.

▶ Brot kommt jetzt als willkommene Abwechslung hinzu. Bei besonders empfindlichem Magen sollten Sie mit Knäckebrot, ansonsten mit fein gemahlenem Vollkornbrot beginnen. Als Brotaufstrich ist neben Butter oder Margarine auch Hartkäse erlaubt.

▶ Wer es sehr vermisst hat, darf sich nun zum Essen auch einmal ein Glas Wein oder Bier genehmigen.

Beherzigen Sie den Ratschlag von Pfarrer Kneipp, und lassen Sie jeder warmen Anwendung eine kalte folgen. Warm-kalte Wechselduschen bringen nicht nur den Kreislauf in Schwung, sie beugen auch Erkältungskrankheiten vor.

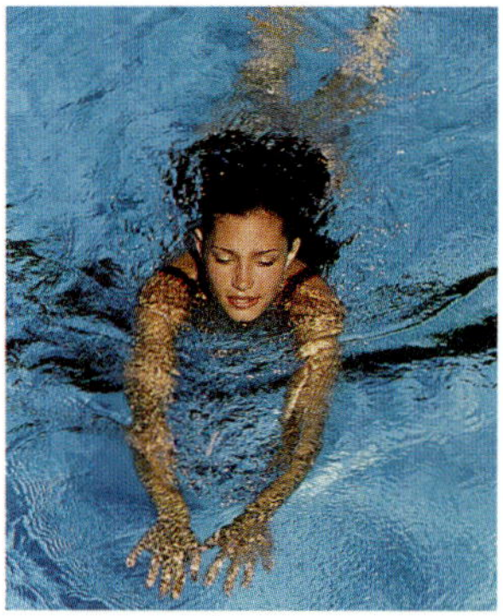

Der Wasserdruck auf das Gewebe beim Schwimmen wirkt stimulierend auf die Lymphbahnen und fördert so die Entwässerung.

Relativ viele Fibromyalgiepatienten leiden unter Schwellungen und Wasseransammlungen in verschiedenen Bereichen des Körpers. Bisher gibt es keine überzeugende wissenschaftliche Erklärung für dieses Phänomen.

Fünfte Woche – den Körper entwässern

Neu im Programm:
- ▶ Ausschwemmung von Wassereinlagerungen durch ausreichend Bewegung, Lymphdrainagen, Schwimmen, Wassergymnastik und pflanzliche Präparate
- ▶ Gesunde Ernährung – Teil fünf

Weiterhin:
- ▶ Spazierengehen
- ▶ Tagebuch der schönen Dinge
- ▶ Haltungs- und Dehnübungen
- ▶ Pausen im Alltag
- ▶ Fibromyalgiegymnastik
- ▶ Physikalische Therapie

Den ersten Monat Revue passieren lassen

Lesen Sie diese Woche noch einmal ganz bewusst Ihr Tagebuch durch. Was haben Sie bisher eingetragen? Was waren die besten Momente? Können Sie bereits Strukturen erkennen? Gibt es Regelmäßigkeiten im Ablauf der Tage? Geht es Ihnen zu bestimmten Zeiten oder bei bestimmten Anlässen etwas besser? Setzen Sie Ihre Beobachtungen beharrlich fort – sie werden Ihnen bald von Nutzen sein.

Fibromyalgie und Lymphsystem

Ein besonders unangenehmes Symptom bei Frauen sind Wassereinlagerungen – so genannte Ödeme –, die sich in geschwollenen Fingern, prall gespannten Unterschenkeln, geschwollenen Augen sowie Spannungsgefühlen in Brust und Unterleib äußern können. Andere Beschwerden in diesem Zusammenhang sind eine verschlossene Nasenatmung, druckschmerzhafte Nervenaustrittspunkte im Nackenbereich und das so genannte Karpaltunnelsyndrom. Letzteres entsteht duch eine Wasseransammlung im Handgelenksbereich, die in einer natürlichen Engstelle auf einen bestimmten Nerv (Medianus) drückt. Es kommt besonders nachts zu heftigen, ziehenden Schmerzen im gesamten Arm. Viele Frauen mit Fibromyalgie leiden zumindest zeitweise unter dieser Symptomatik.

In der Regel besteht ein eindeutiger Zusammenhang zwischen dem Ausmaß der Fibromyalgiebeschwerden und den Wassereinlagerungen. Es handelt sich dabei meist nicht um ein Problem der Nieren oder um ein Venenleiden, sondern um Lymphabflussstörungen, die zu Ansammlungen von Gewebewasser führen (Lymphödeme).

Lymphstauungen sind möglicherweise auch an der Entstehung des Karpaltunnelsyndroms beteiligt, das bei Fibromyalgiekranken oft auftritt. Dabei handelt es sich um eine Einengung von Nerven im Bereich des Handgelenks.

Der Aufbau des Lymphsystems

Das Lymphsystem besteht aus einer Vielzahl von Lymphbahnen und -knoten, die den gesamten Körper durchziehen. Es funktioniert ähnlich wie eine Kläranlage: Bakterien, Viren, Fremdkörper oder Tumorzellen werden über die Lymphbahnen zu den Lymphknoten geleitet, wo sie unschädlich gemacht werden. Zum Schluss wird die gereinigte Lymphflüssigkeit ins Blut zurückgeführt.

Kommt es innerhalb dieses Systems zu Stauungen, entstehen die von Fibromyalgiepatienten gefürchteten, oft sehr schmerzhaften Schwellungen in den verschiedensten Körperbereichen.

Lymphe und Verdauungstrakt

- Der Zustand des Magen-Darm-Trakts ist für das Ausmaß der Wasseransammlungen von entscheidender Bedeutung. Kein Organ ist so stark mit Lymphbahnen durchsetzt wie die Innenwand des Verdauungstrakts. Bereits kleinste Reizungen in diesem Bereich unterbrechen den Lymphstrom. Um dem vorzubeugen, ist die Ernährungsumstellung des 12-Wochen-Programms genau das Richtige.
- Alkohol reizt die Magen-Darm-Schleimhäute besonders stark. In Zeiten, in denen die Wassereinlagerungen sehr störend sind, sollte deshalb gänzlich auf den Konsum von Alkohol verzichtet werden.
- Meiden Sie auch Kaffee, und essen Sie möglichst wenig Salz.
- Spargel trägt auf natürliche Weise zur Entwässerung bei. Auch Brennnesseltee hat eine ausschwemmende Wirkung.

Eine weitere Ursache von Ödemen ist die erhöhte Durchlässigkeit der feinen Kapillargefäße. Lassen sie zu viel Flüssigkeit austreten, führt dies zu einer Überlastung des Lymphsystems. Vor allem bei feucht-heißem Klima und übermäßigem Alkoholgenuss kommt es zu Erweiterungen der Blutgefäße und somit zu erhöhtem Lymphaustritt.

Lymphstauungen beseitigen

Um eine Lymphdrainage vornehmen zu können, muss der Masseur speziell dafür ausgebildet sein, denn gerade bei dieser Massage kann es bei unsachgemäßer Durchführung zu unangenehmen Folgeerscheinungen kommen.

Viele Ärzte verschreiben bei einer solchen Symptomatik wassertreibende Medikamente. Diese helfen allerdings nur in den seltensten Fällen – Ödeme sind meist hartnäckig. Außerdem haben die Medikamente einen unerwünschten Nebeneffekt: Sie führen zu einer Eindickung des Bluts, wodurch es oft zu zusätzlicher Abgeschlagenheit kommt. Sehr viel wirkungsvoller sind andere Methoden.

Ödeme mit natürlichen Mitteln ausleiten

▶ Regelmäßige Bewegung hat auch bei Wassereinlagerungen eine positive Wirkung. Die Lymphbahnen haben keine eigene Pumpe. Sie funktionieren wie Einbahnstraßen, die von Ventilen durchzogen sind. Bei jeder Bewegung werden die Lymphbahnen zusammengepresst, und der Lymphstrom wird weitertransportiert.

▶ Als zusätzliche Maßnahme sind Lymphdrainagen zu empfehlen. Hierbei handelt es sich um eine sanfte Massagetechnik, bei der die Wassereinlagerungen über die Lymphbahnen ausgestrichen werden. Nach solch einer Massage fühlen sich viele Frauen wie neugeboren. Sie sollte allerdings nur von Fachkräften durchgeführt werden.

▶ Durch Schwimmen oder durch Wassergymnastik erzielt man einen doppelten Effekt: Die Bewegung fördert ganz allgemein den Lymphabfluss; und der Druck des Wassers auf das Gewebe wirkt als milde Massage der Lymphbahnen zusätzlich stimulierend.

▶ Die klassischen wassertreibenden Mittel sind zwar weitgehend unbrauchbar, dennoch gibt es pflanzliche Präparate wie »Biolymphosan« (siehe Seite 94), die ein Lymphödem wirksam ausleiten können.

Den Darm auf Trab bringen

Die Umstellung auf frisches, ungekochtes Getreide ist diese Woche der zentrale Aspekt des Ernährungsfahrplans. Es hat einen höheren Faseranteil und ist damit eine stärkere Herausforderung für den Darm. Durch die höhere Verdauungsleistung, die ihm abverlangt wird, wird die Muskulatur weiter gekräftigt. Zusätzlich stehen verschiedene willkommene Ergänzungen der Nahrungspalette auf dem Programm.

- Zum Frühstück steht ein frisches Müsli auf dem Speiseplan. Weichen Sie am Vorabend geschrotetes Getreide nach Wahl (Weizen, Hafer, Dinkel) in Wasser ein, und lassen Sie es im Kühlschrank quellen. Am Morgen gießen Sie das überschüssige Wasser ab. Mischen Sie nach Geschmack Obst, Joghurt, Sahne und Trockenfrüchte unter. Meiden Sie nach wie vor blähende Obstsorten und Zucker.
- Auch Vollkornbrot oder Knäckebrot kann jetzt schon zum Frühstück gegessen werden. Als Aufstrich sollte Frischkäse verwendet werden. Verzichten Sie auf Margarine oder Butter.
- Auch Ihr Mittag- und Abendessen können Sie nun durch weitere Speisen bereichern, z. B. durch Nudeln, Pfannkuchen, Eier und fettarme Wurstsorten wie Putenwurst oder Putenschinken.

Eine ausgewogene Ernährung ist nicht nur vollwertig, sondern auch relativ arm an Kochsalz und damit an Natrium. Eine natriumreiche Ernährung erhöht nicht nur den Blutdruck, sondern auch die Neigung zu Wassereinlagerungen.

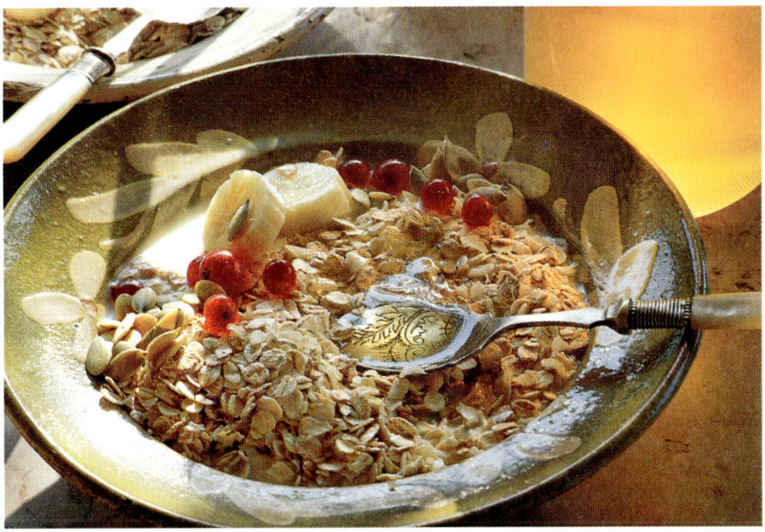

Getreideflocken und frisches Obst spielen für eine gesunde Ernährung eine wichtige Rolle. Verzichten Sie daher auf Weißmehlprodukte, und beginnen Sie den Tag mit einem reichhaltigen Müsli.

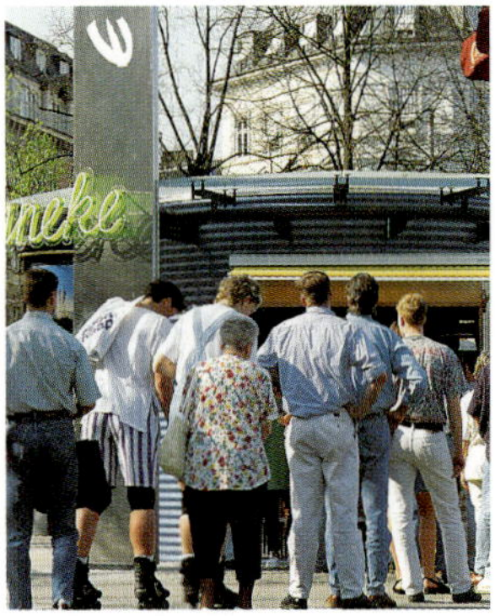

Das Warten in der Einkaufsschlange ist nur eine von vielen Gelegenheiten, im Alltag kleine Körperübungen durchzuführen.

Sechste Woche – bewusster leben

Neu im Programm:
- ▶ Bewegung im Alltag
- ▶ Entspannen lernen mit Hilfe der progressiven Muskelrelaxation nach Jacobson
- ▶ Gesunde Ernährung – Teil sechs

Weiterhin:
- ▶ Spazierengehen
- ▶ Tagebuch der schönen Dinge
- ▶ Haltungs- und Dehnübungen
- ▶ Pausen im Alltag
- ▶ Fibromyalgiegymnastik
- ▶ Physikalische Therapie

Das Körpergefühl intensivieren

Der Alltag bietet immer wieder Gelegenheit, kleine Übungen durchzuführen. Dazu müssen Sie Ihren gewohnten Tagesablauf nicht völlig umstellen. Einen Schritt in diese Richtung haben Sie bereits durch die täglichen Spaziergänge getan. In dieser Woche beginnen Sie damit, weitere kleine Bewegungselemente in den Alltag zu integrieren und das Gehen bewusster und intensiver zu gestalten. Ändern Sie Ihre Einstellung gegenüber den tagtäglich notwendigen Verrichtungen. Versuchen Sie z. B., die Wege, die Sie täglich zurücklegen müssen, als willkommene Trainingsstrecke zu sehen.

Versuchen Sie, neue Verhaltensmuster in die gewohnten Abläufe Ihres Alltag zu integrieren. Das geht ohne großen Aufwand und so, dass niemand etwas davon bemerkt. Nehmen Sie wahr, wie sich Ihr Körpergefühl dadurch verändert.

Übungen in den Tagesablauf integrieren

▶ Wenn Sie irgendwo länger stehen müssen, z. B. beim Einkaufen in der Warteschlange, vermeiden Sie das unbewegliche Ausharren. Stellen Sie sich immer wieder auf die Zehenspitzen, und führen Sie kleine Wippbewegungen aus. So vergeht nicht nur die Zeit schneller, Sie fördern damit auch die Blutzirkulation. Das Blut in den Venen wird zum Herz zurückgepumpt, und ein Anschwellen der Füße durch die aufrechte Körperhaltung wird verhindert. Zudem stärkt die Wippbewegung die Wadenmuskulatur. Eine schlaffe Wadenmuskulatur schadet nicht nur dem Herz-Kreislauf-System, sondern begünstigt darüber hinaus auch Wasseransammlungen und Krampfadern.

▶ Gehen Sie so häufig wie möglich zu Fuß. Lassen Sie öfter einmal das Auto stehen, oder stellen Sie es etwas weiter entfernt von Ihrem Arbeitsort ab. Verzichten Sie auf den Bus, oder steigen Sie eine Haltestelle früher aus. Nutzen Sie diese Zeit, um innerlich Abstand von Ihrer Arbeit zu gewinnen. Gehen Sie bei diesen Gelegenheiten auch bewusster: Machen Sie größere Schritte, und versuchen Sie, einen angenehmen, regelmäßigen Rhythmus zu finden. Sie werden feststellen, dass bewusstes Gehen zur Erholung und Entspannung beiträgt.

▶ Eine weitere Belastungssteigerung können Sie erzielen, indem Sie bei den täglichen Spaziergängen etwas schneller als üblich gehen. Sie können damit in kleinen Schritten beginnen. Beschleunigen Sie Ihr Gehtempo für eine Weile, und fallen Sie dann wieder in Ihre Ausgangsgeschwindigkeit zurück. Dieses Wechselspiel können Sie als einfaches Intervalltraining beliebig oft wiederholen.

▶ Treppensteigen ist ein gutes Konditionstraining. Wenn Ihr körperlicher Zustand besser ist, tun Sie es mit mehr Schwung. Beim nächsten Mal nehmen Sie dann zwei Stufen auf einmal. Wenn Sie so fit sind, dass Sie sich noch weiter steigern möchten, stoppen Sie die Zeit.

Zu den bekanntesten Entspannungsverfahren gehören die progressive Muskelentspannung nach Jacobson, Yoga, Meditation, katathymes Bilderleben, Biofeedback, Musiktherapie, Tai Chi Chuan, Qi Gong und Atemtherapie.

Gezielte Muskelentspannung

Fast jeder, der an Fibromyalgie leidet, hat schon einmal den Rat erhalten: »Lassen Sie doch einfach locker! Entspannen Sie sich!« Das ist zwar nicht falsch, doch viele werden sich fragen, wie das funktionieren soll, wenn von Kopf bis Fuß alles schmerzt. Worauf es letztlich ankommt, ist, den Teufelskreis von Schmerz, Anspannung, Angst und neuem Schmerz durch gezieltes Loslassen zu durchbrechen.
Viele Betroffene versuchen, eine Entspannungsmethode wie z. B. Yoga zu erlernen. Das ist zwar durchaus empfehlenswert, doch werden solche Übungen nur in den seltensten Fällen regelmäßig zu Hause durch-

geführt. Allen guten Vorsätzen zum Trotz scheitern viele, weil die Methoden zu zeitaufwändig, zu kompliziert oder einfach ungeeignet sind. Vor allem das an sich hervorragende autogene Training ist für Fibromyalgiepatienten meist untauglich, da die Schmerzen die angestrebte Lockerung verhindern.

Wer also nicht die Disziplin oder die Zeit hat, täglich 20 bis 30 Minuten lang ein vorgegebenes Entspannungsprogramm durchzuführen, der kann auch mit kürzeren Übungseinheiten von zwei oder drei Minuten Länge einiges erreichen. Wählen Sie aus dem folgenden Programm diejenigen Übungen aus, die Ihnen am meisten Spaß machen, oder führen Sie es vollständig durch. Trainieren Sie mehrmals täglich über einen Zeitraum von mindestens zwei Wochen.

Das Durchführen dieser Übung zur Muskelentspannung dauert nur zwei oder drei Minuten. Überlegen Sie, in welche Phasen des Tages Sie sie am günstigsten integrieren können. Erwarten Sie jedoch nicht, dass der Entspannungseffekt sich sofort einstellt.

Die progressive Muskelentspannung nach Jacobson

▶ Nehmen Sie eine bequeme Sitzposition ein. Ballen Sie beide Hände zu einer Faust, und spannen Sie die Arme und Fäuste ganz stark an. Halten Sie die Spannung etwa 10 bis 20 Sekunden lang. Sie sollten die Anstrengung spüren, die Muskeln dabei aber nicht verkrampfen. Anschließend öffnen Sie die Fäuste wieder und lassen die Arme locker in den Schoß fallen. Atmen Sie 2-mal tief durch. Danach werden Sie sich wie von einer Last befreit fühlen.

▶ Nun sind die Beine an der Reihe. Spannen Sie die Beinmuskulatur kräftig an. Halten Sie die Spannung 10 bis 20 Sekunden lang. Entspannen Sie dann, und atmen Sie 2- bis 3-mal tief ein und langsam aus – etwa so, als würden Sie nach getaner Arbeit erschöpft, aber befreit in den Sessel sinken.

▶ Wenden Sie sich anschließend der Rücken- und Bauchpartie zu. Spannen Sie erst die Beckenboden-, dann die Bauch-, Rücken- und Gesäßmuskulatur fest an, und halten Sie die Spannung eine Weile. Lassen Sie dann wieder los, und genießen Sie das entspannte Ausatmen.

▶ Die ersten drei Übungsschritte können Sie im Alltag an jedem beliebigen Ort durchführen – in der Bahn, im Auto, im Büro oder wo auch immer. Den vierten Schritt führen Sie besser nur dann durch, wenn Sie allein und ungestört sind. Spannen Sie dazu Ihre Gesichts-, Hals- und

Nackenmuskeln an. Stören Sie sich dabei nicht an den entstehenden Grimassen. Bei den meisten Menschen wird bei dieser Übung auch reflektorisch die Bauch- und Rückenmuskulatur mit angespannt. Halten Sie die Spannung einige Sekunden lang, und lassen Sie dann ausatmend wieder los.

Halten Sie den Verzehr von tierischem Eiweiß Ihrer Gesundheit zuliebe in Grenzen: Fleisch und vor allem Wurst gehören zu den wichtigsten Trägern versteckter Fette und enthalten zudem reichlich schädliches Cholesterin.

Tierisches Eiweiß

Die Anleitung für diese Woche ist kurz: Das Frühstück können Sie von nun an immer so zusammenstellen, wie in der letzten Woche beschrieben. Essen Sie Vollkorn- oder Knäckebrot, und vermeiden Sie Marmelade oder Nuss-Nougat-Aufstriche. Stattdessen können Sie den Frischkäse zur Abwechslung durch Käse oder fettarme Wurst ersetzen.

Falls der Verzicht auf Fisch oder Fleisch Ihnen sehr schwer gefallen ist, können Sie nun beides als Hauptmahlzeit genießen. Tierisches Eiweiß sollte aber nicht täglich auf dem Speiseplan stehen – zweimal pro Woche ist ausreichend. Reichen Sie dazu Gemüse oder Salat. Damit Sie nicht hungrig bleiben, können Sie weiterhin Kartoffeln, Reis oder Vollkornprodukte in verschiedenen Kombinationen verwenden.

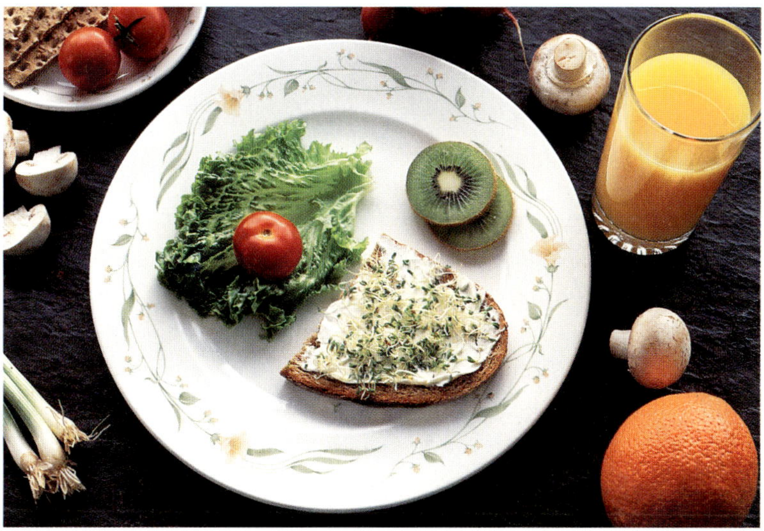

Versuchen Sie, Ihren Eiweißbedarf zu einem guten Teil aus pflanzlicher Nahrung zu decken. Auch magere Milchprodukte wie Quark und Frischkäse sind eine gute Alternative zum Eiweißspender Fleisch.

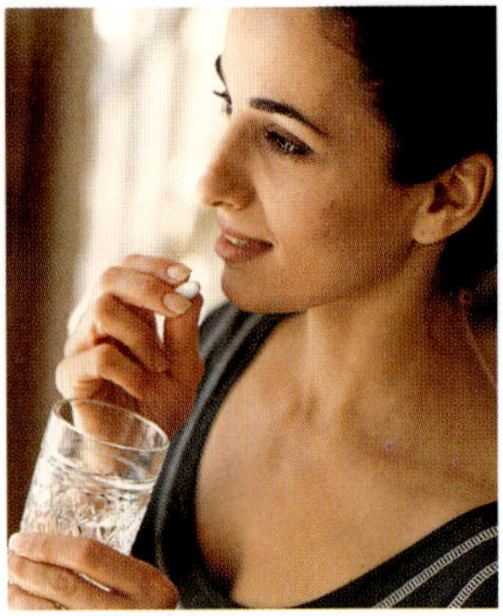

Medikamente bringen die Fibromyalgie nicht zum Verschwinden, können aber eine gewisse Linderung der Beschwerden bewirken.

Die medikamentöse Therapie steht in diesem Buch zu Recht weit hinten: Bei der Fibromyalgie sind Tabletten und Pillen in ihrer Wirkung sehr begrenzt. Es gibt jedoch Mittel, die zur Besserung einzelner Symptome beitragen können.

Siebte Woche – Hilfe aus der Apotheke

Neu im Programm:

- Einsatz von leichten Schmerzmitteln (Aspirin, Parazetamol, Ibuprofen) und Medikamenten, die den Serotoninspiegel erhöhen, wie z. B. bestimmte Antidepressiva und Tryptophanpräparate
- Gesunde Ernährung – letzter Teil

Weiterhin:

- Spazierengehen
- Tagebuch der schönen Dinge
- Haltungs- und Dehnübungen
- Pausen im Alltag
- Fibromyalgiegymnastik
- Physikalische Therapie
- Bewegung im Alltag
- Entspannungsverfahren

Eine individuelle Note ins Programm bringen

Die Hälfte des Programms liegt nun hinter Ihnen. Denken Sie noch einmal darüber nach, wann Sie sich am besten gefühlt haben. Was hat Ihnen besonders gut getan? Diese Teile des Programms sollten Sie in Zukunft öfter wiederholen. Auf Dauer können Sie sich so Ihr individuelles Programm zusammenstellen.

Eventuelle Zwischentiefs überwinden

Wenn wieder Erwarten noch keine Linderung spürbar sein sollte, ist dies noch lange kein Grund, die Flinte ins Korn zu werfen. Der Verlauf der Fibromyalgie ist schwankend. Hochs und Tiefs wechseln sich ab. Bei Infekten, feuchtem Klima oder seelischen Belastungen wird es Ihnen in aller Regel deutlich schlechter gehen. Lernen Sie den eigenen Körper noch besser kennen, und begegnen Sie ihm mit Geduld.

- Wenn Sie noch immer unter Darmgeräuschen leiden, wenn Aufstoßen, Übelkeit und Blähungen nicht verschwinden wollen, dann sollten Sie nochmals für einige Tage auf die anfängliche Schonkost zurückgreifen. Das kostet Überwindung, macht sich aber schnell bezahlt. Danach sollten Sie die Ernährung langsam wieder aufbauen, wie es in den vorangegangenen Kapiteln beschrieben wurde.

▶ Schmerzt es überall wie bei einem Muskelkater, dann schränken Sie die Bewegung ein, und legen Sie den Schwerpunkt auf Wärmeanwendungen (siehe Seite 47f.). Nach zwei bis drei Tagen führen Sie das Bewegungsprogramm wie gewohnt fort.

Sinnvolle Medikamente

Auch wenn Sie immer daran denken sollten, dass die besonders leidvollen Tage meist von allein wieder vergehen: Medikamente können vorübergehend eine willkommene Hilfe sein. Es gibt zwar kein Mittel, das die Krankheit selbst zu heilen vermag, bestimmte Symptome können aber gelindert werden.

Beachten Sie, dass viele Medikamente – auch wenn sie harmlos wirken – Nebenwirkungen haben. Handeln Sie daher nie auf eigene Faust, sondern ziehen Sie in jedem Fall ein Arzt zurate.

Bei der Fibromyalgie kann es aufgrund des komplexen Krankheitsbilds keine Einheitsmedikation geben. Jeder Betroffene muss – natürlich in Absprache mit dem jeweils behandelnden Arzt – die optimale Wirkstoffkombination für sich selbst herausfinden.

Rheumamittel schaffen keine Abhilfe

Präparate, die bei anderen rheumatischen Erkrankungen sehr erfolgreich eingesetzt werden, helfen bei Fibromyalgie nicht. Das bekannte Diclofenac hilft selten, das »Wundermittel« Kortison eigentlich nie. In den Ausnahmefällen, in denen Kortison einem Patienten dennoch Erleichterung verschafft, liegt neben der Fibromyalgie meist eine zweite, entzündliche Form des Rheumas vor.

Schmerztabletten – weniger ist manchmal mehr

Bei einer Fibromyalgie stehen neben der Erschöpfung die Schmerzen im Vordergrund der Erkrankung. Während stark wirkende Substanzen (z. B. aus der Gruppe der Morphine) häufig unwirksam sind, machen viele Patienten gute Erfahrungen mit leichten Schmerzmitteln wie

Parazetamol und Ibuprofen. Bewährt hat sich auch Azetylsalizylsäure, die z. B. als Aspirin bekannt ist. In höheren Dosierungen oder über einen längeren Zeitraum angewendet, können diese Mittel allerdings Magenbeschwerden verursachen.

Wirkstoffe zur Muskelentspannung

Fibromyalgie geht mit einer erhöhten Muskelanspannung einher. Neben der Lockerung durch spezielle Massagen, Wärme und Kälte können auch Medikamente die Entkrampfung fördern. Dazu gehören Tolperison und das viel verwendete Tetrazepam. Letzteres macht allerdings müde und ist deshalb nur abends zu empfehlen. Vielleicht kommt Ihnen dann die schlaffördernde Wirkung sogar entgegen.

Der Nervenbotenstoff Serotonin ist am Hirnstoffwechsel, an der Schmerzverarbeitung, an der Verdauung und an der richtigen Durchblutung beteiligt – bei Fibromyalgiepatienten allesamt neuralgische Punkte.

Fibromyalgie und Serotonin

Bei der Informations- und Reizübertragung im Körper arbeiten Nerven und Hormone eng zusammen. Die Nervenstränge sind sowohl in der Peripherie als auch im Gehirn mehrfach unterbrochen. An den spaltförmigen Übergängen (Synapsen) übertragen Neurotransmitter den elektrischen Impuls von einem Nerv zum anderen. Bekannte Vertreter dieser chemischen Botenstoffe sind Adrenalin oder Noradrenalin.

Die wichtige Rolle des Nervenbotenstoffs

Für die Fibromyalgie ist ein weiterer Neurotransmitter, das Serotonin, von besonderer Bedeutung. Neue Forschungsergebnisse sprechen dafür, dass Symptome wie Stimmungsschwankungen, Schlafstörungen, Schmerzen, erhöhte Muskelanspannung sowie verschiedene vegetative Störungen auf einen Serotoninmangel zurückzuführen sind. Das bedeutet jedoch nicht, dass die Fibromyalgie lediglich ein Serotoninmangelsyndrom ist. Möglicherweise ist die niedrige Konzentration nur die Folge einer übergeordneten Störung, die bisher in den Experimenten noch nicht entdeckt werden konnte.

Den Serotoninspiegel erhöhen

▶ Serotonin wird im Körper aus der Aminosäure Tryptophan gebildet. Ein ankommender Impuls setzt es aus Vorratsspeichern frei, und in Sekundenbruchteilen wird es dann von einem Nerv an den Spalt eines anderen abgegeben. Dort dockt es an verschiedenen Rezeptoren an und löst am Empfängernerv eine neue Erregung aus. Anschließend wandert das Serotonin durch den synaptischen Spalt zum Ursprungsort zurück, wobei ein Teil abgebaut und ausgeschieden wird.

▶ Bei Fibromyalgie herrscht ein Mangel an Serotonin im synaptischen Spalt. Um diesen Mangel zu beheben, kann man die Wiederaufnahme des zurückströmenden Serotonins behindern. Antidepressiva sind beispielsweise dazu in der Lage. Die Folge ist die erwünschte Anreicherung des Neurotransmitters in der Synapse.

▶ Weiterhin liegt der Gedanke nahe, Serotonin in Tablettenform zuzuführen. Das ist allerdings unwirksam. Serotonin kann nicht direkt vom Blut ins Gehirn übertreten, sondern muss dort eigens aus Tryptophan hergestellt werden. Gibt man hingegen Tryptophan als Tabletten, erhöht sich auch der Serotoninspiegel im Gehirn.

Antidepressiva können zur Erhöhung des Serotoninspiegels beitragen. Man sollte ihre Anwendung aber unbedingt mit einem erfahrenen Arzt absprechen. Oft benötigt man bei Fibromyalgie nur relativ niedrige Dosierungen.

Gabe von Antidepressiva und Tryptophanpräparaten

▶ Die meisten Medikamente, die eine Serotoninanreicherung bewirken, fallen unter die Rubrik »Antidepressiva«. Allerdings werden die Medikamente bei der Behandlung von Depressionen in einer wesentlich höheren Dosierung eingesetzt, als es bei Fibromyalgie empfohlen wird. Ein niedrig dosiertes Antidepressivum (z. B. Amitryptilin) fördert den Schlaf und reduziert nach einer Anwendung von etwa zehn Tagen in den meisten Fällen die Schmerzen. Nimmt man Amitryptilin in Tropfenform ein, sollte man mit zwei Milligramm (= ein Tropfen) am Abend beginnen und dann die Dosierung jeden Tag um zwei Milligramm erhöhen. Ziel ist es, erholsam zu schlafen, ohne am nächsten Morgen durch die Tabletten immer noch müde oder abgeschlagen zu sein. Meist sind dafür 10 bis 30 Milligramm ausreichend.

Wer bei Kummer gern Schokolade isst, erhöht ebenfalls den Serotoninspiegel im Blut. Greifen Sie aber nicht gleich zu den Dickmachern, denn die Ernährungsumstellung des 12-Wochen-Programms führt ebenfalls zu einem Anstieg des Hormons.

▶ Tryptophan, den Grundbaustein von Serotonin, kann man in Tablettenform einnehmen. Es wird als schonendes Mittel zur Förderung des Schlafs angeboten. Im Rahmen der Fibromyalgiebehandlung wird es aber in erster Linie zur Erhöhung des Serotoninspiegels genutzt.

Unerwünschte Nebeneffekte

Die Nervenrezeptoren, an denen das Serotonin bei der Impulsübermittlung andockt, sind verschiedenster Art. Nicht alle lösen die gleiche Wirkung aus. Wenn Serotonin z. B. auf den 5-HT-3-Rezeptor trifft, kann das zur Ausschüttung der so genannten Substanz P beitragen, eines Wirkstoffs, der Schmerzen noch steigert. Dementsprechend erweisen sich Medikamente, die speziell diesen Rezeptor blockieren (z. B. Odansetron, Tropisetron), als hilfreich bei Fibromyalgie. Sie sind zur Behandlung allerdings noch nicht offiziell zugelassen.

Der Serotoninspiegel ist kein Diagnosekriterium

Die Tatsache, dass Serotonin bei der Fibromyalgie eine Rolle spielt, führt oft zu der Annahme, man könne durch die Bestimmung des Serotoninspiegels im Blut eine Fibromyalgie diagnostizieren. Dies ist jedoch aus mehreren Gründen nicht der Fall. Erstens sagt die Konzentration des Hormons im Blut wenig über die Konzentration im Gehirn aus. Zweitens untersucht man in der Regel nur das freie, nicht an die Blutplättchen gebundene Serotonin. Dies macht aber nur einen winzigen Teil der Gesamtmenge aus. Mit Laborwerten lässt sich die Fibromyalgie also auch in diesem Zusammenhang nicht diagnostizieren.

Ernährungsfahrplan für die Zukunft

Nachdem Sie Magen und Darm in den vergangenen Wochen schonend trainiert haben, sollten Sie sich von nun an konsequent an die Grundregeln für eine gesunde Ernährung halten. Dabei geht es in erster Linie darum, sich möglichst mit nährstoffreichen, bekömmlichen

und naturbelassenen Lebensmitteln zu ernähren. Konkret bedeutet dies, dass Sie generell Gemüse, Salat und Vollkornprodukte bevorzugen und Süßes, Fleisch und Fett meiden sollten.
Denken Sie bei gesunder Ernährung aber nicht gleich an Verzicht und Einschränkung. Mit zunehmendem körperlichem Wohlbefinden werden Sie sich wieder lebenslustiger fühlen und mehr Freude an Bewegung verspüren. Man muss sich ja nicht ausschließlich mit Essen belohnen. Und zudem ist auch nicht alles, was Spaß macht, verboten.

Kennen Sie das plötzliche Schwächegefühl gegen 11 oder 16 Uhr? Es ist bei Fibromyalgiepatienten ein häufiges Problem. Doch anstatt mit einem Schokoriegel darauf zu reagieren, sollten Sie besser Mineralwasser oder einen bitterstoffhaltigen Tee trinken.

Gesunde Ernährung ist nicht gleich Verzicht

▶ Legen Sie beim Lebensmitteleinkauf den Schwerpunkt auf pflanzliche Produkte: Obst, Gemüse, Getreideprodukte und Kartoffeln sollten mindestens 70 Prozent der gesamten Ernährung ausmachen. Achten Sie bei der Zubereitung darauf, dass rohe, ungekochte Nahrung einen großen Raum einnimmt.
▶ Fleisch ist alles andere als unverzichtbar – ein bis zwei Mahlzeiten mit Fleisch pro Woche reichen völlig aus. Ebenso gute Eiweißspender sind Fisch und Milchprodukte.
▶ Der Fettanteil der Nahrung sollte höchstens 20 bis 30 Prozent betragen. Pflanzliche Fette (Pflanzenöl, Margarine) sowie Milchfett (Butter, Sahne) sind vorzuziehen, den Verzehr von reinem tierischem Fett (fettes Fleisch bzw. Wurst) gilt es so weit wie möglich zu reduzieren.
▶ Auf Zucker können Sie gänzlich verzichten. Denken Sie auch daran, dass in vielen Fertignahrungsmitteln Zucker enthalten ist.
▶ Es empfiehlt sich, zwischen den drei Mahlzeiten des Tages möglichst gar nichts zu essen.
▶ Tee und Wasser sind als Getränke am besten geeignet. Auf Limonade und Säfte sollte man lieber verzichten.
▶ Vollmilch wird von vielen Menschen nicht gut vertragen. Ziehen Sie Produkte aus Sauer-, Butter- oder Dickmilch vor.
▶ Kaffee, Espresso oder schwarzer Tee schaden im Allgemeinen nicht. Im Gegenteil: Sie können dazu beitragen, Kopfschmerzen oder Migräne zu verhindern bzw. zu lindern. Auch gegen Alkohol ist in geringen Mengen nichts einzuwenden.

Achte Woche – die persönliche Note

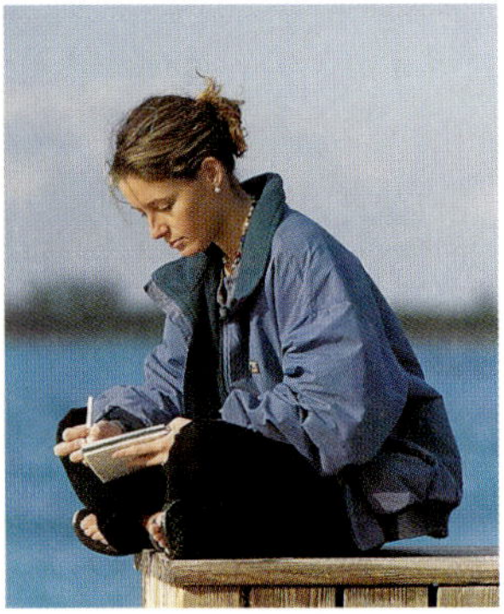

Gehen Sie Ihre Tagebuchnotizen nochmals durch, und stellen Sie sich daraus Ihr ganz persönliches Selbshilfeprogramm zusammen.

Neu im Programm:
- Individuelle Gestaltung des Programms
- Sanfte Massagetechniken
- Aquajogging und schonende Wassergymnastik
- Verantwortungsvoller Umgang mit der eigenen Person (auf sich selbst Rücksicht nehmen)
- Fibromyalgienotprogramm

Weiterhin:
- Gesunde Ernährung
- Spazierengehen
- Tagebuch der schönen Dinge
- Haltungs- und Dehnübungen
- Pausen im Alltag
- Fibromyalgiegymnastik
- Physikalische Therapie
- Bewegung im Alltag
- Entspannungsverfahren

Individuelle Programmgestaltung

Bisher wurde Ihnen jede Woche ein festes Programm vorgegeben. Manches wird Ihnen gut getan haben, anderes war vielleicht weniger wirksam. Sie sollten inzwischen ein Gefühl dafür bekommen haben, welche Programmpunkte besonders erfolgreich waren. Ziel der kommenden Wochen ist es nun, die einzelnen Maßnahmen noch mehr auf Ihre Person auszurichten und sie individueller zu gestalten.

Bei der Behandlung der Fibromyalgie stehen Sie selbst und Ihre individuellen Bedürfnisse im Vordergrund, denn Sie allein können sich am besten helfen. Medikamente oder andere Therapieverfahren kommen erst an zweiter Stelle.

Eine Zwischenbilanz ziehen

- Gehen Sie Ihr Tagebuch nochmals bewusst durch. Suchen Sie nach Maßnahmen, die für Sie in den vergangenen Wochen besonders hilfreich waren. Wodurch konnten Sie die größten Fortschritte erzielen?
- Wählen Sie aus diesen Elementen eines aus, auf das Sie sich in den nächsten Wochen konzentrieren möchten. Legen Sie selbst fest, wie intensiv Sie sich diese Woche damit beschäftigen wollen.

▶ Lassen Sie zum Ausgleich einen Programmteil weg, der für Sie nicht so wichtig war. Denken Sie daran, dass es bei der Auswahl nicht um angenehme oder unangenehme Übungen geht: Vielleicht haben gerade die schwierigsten Teile den größten Fortschritt ermöglicht.

Sanfte Massagetechniken

Massagen sind nicht nur ein bewährtes Therapieverfahren. Nachdem Sie bisher die ganze Zeit selbst aktiv sein mussten, können Sie diese Anwendungen ohne eigenes Zutun einfach genießen. Sanfte Streichmassagen, Lymphdrainagen oder Schröpfmassagen haben schon so manchen von Schmerzen befreit. Fragen Sie Ihren Physiotherapeuten nach geeigneten Verfahren. Meiden Sie jedoch die klassische »Knetmassage«: Damit erreichen Sie eher das Gegenteil, denn die verspannten Muskeln reagieren meist äußerst verstimmt.

Wassergymnastik sollte bei einer Temperatur von 28 bis 30 °C oder mehr durchgeführt werden, sonst kann sich die verkrampfte Muskulatur nicht entspannen. Nützen Sie die Warmbadetage – am besten in einer Gruppe Gleichgesinnter.

Schonende Wassergymnastik

Anwendungen in warmem Wasser zählen zu den angenehmsten und wirkungsvollsten Therapieformen bei Fibromyalgie (siehe Seite 47). Durch die Verminderung der Schwerkraft können sich selbst stark eingeschränkte Patienten fast schmerzfrei bewegen. Ob Aquajogging, Dehnübungen oder andere Formen der Gymnastik – Sie können dabei fast nichts falsch machen. Wenn es in Ihrer Nähe kein Trainingsangebot gibt, können Sie es einfach auf eigene Faust probieren.

Die eigenen Grenzen respektieren

Die Krankheit hat ein komplexes Ursachengefüge, das bei jeder Person anders geartet ist. Auf seelischem Gebiet gibt es aber gerade bei den betroffenen Frauen häufig einen gemeinsamen Charakterzug: Fibromyalgiepatientinnen sorgen mehr für andere als für sich selbst.

Wer trotz Nacken- und Kopfschmerzen einfach die Zähne zusammenbeißt und weiter arbeitet, weil er andere nicht im Stich lassen möchte, treibt die Schmerzen und Beschwerden nur noch mehr voran. Viele Fibromyalgiepatientinnen gestatten sich erst dann eine Pause, wenn ein Migräneanfall sie ins Bett zwingt. Für sie ist Rücksichtnahme auf sich selbst mit schlechtem Gewissen gekoppelt. »Darf ich mir das gönnen?«, »Lohnt sich so viel Aufwand überhaupt für mich?«, »Es gehört sich nicht, sich so durchhängen zu lassen!« – diese und ähnliche Sätze kommen den Betroffenen automatisch in den Sinn.

Fibromyalgiepatienten haben hohe Erwartungen an die eigene Leistungskraft und neigen dazu, sich ständig zu überfordern. Suchen Sie nach neuen Wegen, um sich selbst zu belohnen und auf sich selbst mehr Rücksicht zu nehmen.

Realistische Ansprüche an sich selbst stellen

Verstärkend kommt hinzu, dass in unserem Kulturkreis seelische Entspannung, inneres Loslassen und ein rücksichtsvoller Umgang mit dem eigenen Körper keinen besonders hohen Stellenwert haben. Die viel zitierte Leistungsgesellschaft ist leider Realität. Doch mit Selbstbeherrschung allein kommt man bei Fibromyalgie bald nicht mehr weiter. So sehr man sich auch zusammenreißt – die körperlichen und seelischen Grenzen sind bald erreicht. Hat sich erst das volle Krankheitsbild entwickelt, will trotz massiver Leistungsbereitschaft und Selbstdiziplin der Tagesablauf einfach nicht mehr gelingen.

Warnsignale des Körpers beachten

Einen verantwortungsvollen Umgang mit sich selbst zu lernen, ist ein schwieriger und langwieriger Prozess, den man vielleicht nie ganz abschließen kann. Er hat nichts mit übertriebener Selbstbezogenheit zu tun: Auch die Mitmenschen profitieren davon, wenn man rechtzeitig die eigenen Grenzen erkennt. Zwei wesentliche Maßnahmen zur Entspannung haben Sie bereits eingeführt: die Pausen im Alltag und das Tagebuch. In den Pausen beginnen Sie, die kleinen Signale Ihres Körpers zu beachten. Das Tagebuch geht noch einen Schritt weiter. Man erlebt sich von einer ganz anderen Seite. Wo liegen die eigenen Bedürfnisse? Was tut dem eigenen Körper gut? Wann gelingt es, zu entspannen? Was sind die Voraussetzungen für schmerzfreie Momente?

Wichtig sind diese Erkenntnisse vor allem an den extrem schlechten Tagen, die sich durch Ödeme, Schlafstörungen und Morgensteifheit ankündigen. Liefern Sie sich ihnen nicht hilflos aus, sondern stellen Sie sich frühzeitig mit einem Notprogramm darauf ein. Entwickeln Sie ein Frühwarnsystem gegen die Beschwerden, indem Sie einen Vorrat an neuen Verhaltensweisen für schwierige Situationen entwickeln.

Der entscheidende Schritt zur Bekämpfung der Fibromyalgie wird im Kopf getan: Stellen Sie sich innerlich auf die Krankheit ein. Wer sich über seine Krankheit im Klaren ist, wird wesentlich leichter mit ihr umgehen können.

Sich mit der Krankheit akzeptieren lernen

Wichtig ist bei alledem aber auch, grundsätzlich zu akzeptieren, dass die Krankheit manchmal stärker ist als Sie selbst. Obwohl Sie alle beschriebenen Maßnahmen gegen die Schmerzen ergreifen können und sollen, sind sie vielleicht noch für lange Zeit ein Teil von Ihnen. Je mehr Sie dagegen ankämpfen, umso größer wird Ihre innere Anspannung und damit die Beschwerden. Je mehr Sie mit Ihrem Körper ein Team bilden, desto erfolgreicher werden Sie sein.

Das Fibromyalgienotprogramm

- Überlegen Sie genau, welche Ihrer täglichen Verrichtungen Sie ohne Probleme eine Zeit lang aussetzen können.
- Welche Art der externen Hilfe können Sie organisieren? Gibt es Menschen, die bereit sind, ab und zu einzuspringen?
- Listen Sie all Ihre persönlichen Tätigkeiten und Verpflichtungen ihrer Wichtigkeit nach auf. Ganz oben stehen die Dinge, die von sehr großer Bedeutung sind, unten die unwichtigeren. Je nach Verfassung können Sie entscheiden, welche Aufgaben Sie an bestimmten Tagen streichen können. An schlechten Tagen geht vielleicht gar nichts, an anderen können Sie von den oben stehenden Tätigkeiten doch einige erledigen.
- Alle Menschen Ihrer näheren Umgebung sollten in das Notprogramm mit einbezogen sein, vom Ehepartner über die Kinder und Eltern bis hin zu den Freunden. Sie müssen wissen, dass es Tage gibt, an denen Sie ohne Vorwarnung ausfallen. Falls Sie berufstätig sind, kann es sinnvoll sein, auch Arbeitgeber und Kollegen zu informieren.

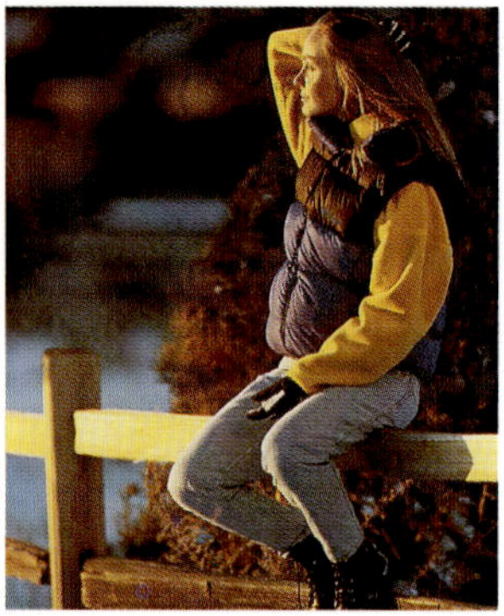

Unser körperliches Wohlbefinden wird durch die Sonne wesentlich beeinflusst. Deshalb sind Aufenthalte im Freien so wichtig.

Licht hat einen regulierenden Einfluss auf viele Körperfunktionen und wird daher auch als Therapeutikum eingesetzt. Wichtige Einsatzbereiche sind Rachitis, Knochenerkrankungen und schlecht heilende Wunden.

Neunte Woche – Licht, Luft und Sonne

Neu im Programm:

- Durch häufige Aufenthalte an der Sonne oder Bestrahlung mit UV-Licht akute Stimmungstiefs überwinden und das körperliche Wohbefinden steigern
- Mit sanften Sportarten wie Walking, Joggen, Schwimmen, Radfahren, Gymastik, Yoga etc. die Belastungsfähigkeit erhöhen
- Kontakte zu anderen Betroffenen aufbauen, Besuch einer Selbsthilfegruppe

Weiterhin:

- Gesunde Ernährung
- Spazierengehen
- Tagebuch der schönen Dinge
- Haltungs- und Dehnübungen
- Pausen im Alltag
- Fibromyalgiegymnastik
- Physikalische Therapie
- Bewegung im Alltag
- Entspannungsverfahren
- Wassergymnastik
- Verantwortungsvoller Umgang mit sich selbst

Neue Lebensenergie tanken

Wer kennt es nicht, das im Winter um sich greifende Gefühl von Niedergeschlagenheit und Lustlosigkeit? Die Welt erscheint grau und trostlos, am liebsten würde man gar nicht mehr aus dem Haus gehen und sich im Bett verkriechen. Auch Fibromyalgiepatienten geht es meist schlechter, wenn es draußen nicht mehr richtig hell wird. Die große Freude über die ersten Sonnenstrahlen im Frühling ist auch darauf zurückzuführen, dass unsere emotionale Lage entscheidend vom Licht beeinflusst wird. In der Tat leiden die Menschen im hohen Norden, wo die Tage kürzer sind, vergleichsweise häufiger unter Depressionen.
Zahlreiche Forschungen haben inzwischen belegt, dass sich das Sonnenlicht nicht nur auf das psychische, sondern auch auf das körperliche Wohlbefinden auswirkt. Die nachlassende Qualität des Sonnen-

lichts durch die zunehmende Luftverschmutzung (man denke an die Smogglocken über Megametropolen wie Tokio, aber auch an den verschleierten Himmel über Großstädten wie Hamburg) scheint z. B. in engem Zusammenhang mit sich immer weiter verbreitenden Problemen wie Allergieanfälligkeit und Immunschwäche zu stehen.

Trockenwarmes Klima – Entspannung pur

Viele Fibromyalgiepatienten spüren, dass ihre Beschwerden nicht nur von Licht und Sonne, sondern ganz allgemein vom Wetter beeinflusst werden. Am besten ist trockenwarmes Klima, am unangenehmsten feuchtkalte Witterung, wie sie in Mitteleuropa besonders häufig vorkommt. So bedauerlich das ist, können Sie sich dieses Wissen dennoch nutzbar machen, z. B. bei der Urlaubsplanung. Die Kanarischen Inseln oder andere Regionen mit vergleichbar trockenwarmem Klima sind eine gute Wahl. Lassen Sie sich in den heißen Sand eingraben – das ist eine reine Wohltat für die verspannten Muskeln. Manche Patienten sind während eines solchen Urlaubs völlig beschwerdefrei.

Vitamin D wird unter Einwirkung der ultravioletten Strahlung des Sonnenlichts aus einem bestimmten Cholesterinstoff in der Haut gebildet. Fehlt dem Körper Vitamin D, hat das nicht nur für den Knochenaufbau negative Konsequenzen.

Mehr Licht in den Alltag bringen

Wenn Sie also in der dunklen Jahreszeit unter stärkeren Beschwerden leiden als sonst, können Sie das Folgende tun:

- ▶ Machen Sie einen ausgedehnten Spaziergang, sobald sich trotz des trüben Wetters ein Sonnenstrahl blicken lässt.
- ▶ Auch der Einsatz spezieller Lichtkästen, die ein sonnenlichtähnliches Spektrum erzeugen, hat sich bewährt. In der Lichttherapie wird in der Regel täglich eine 30-minütige Bestrahlung verordnet. Besonders wirkungsvoll ist die Kombination von Licht und Bewegung. Trainieren Sie während der Bestrahlung einfach auf dem Standfahrrad.
- ▶ Künstlicher Beleuchtung fehlt ein Großteil der gesundheitsfördernden Spektralbereiche des natürlichen Lichts. Bringen Sie bei sich zu Hause oder im Büro die vor kurzem neu entwickelten True-Lite- oder Vollspektrumleuchten an. Deren Spektralbereich deckt sich nahezu vollständig mit dem Spektralbereich der Sonne um die Mittagszeit.

Tun Sie sich mit anderen Betroffenen zusammen, um gemeinsam zu trainieren. In der Gruppe können Sie nicht nur Erfahrungen austauschen, sondern sich darüber hinaus auch besser gegenseitig motivieren.

▶ Auch der Besuch des Solariums ist im Herbst und Winter eine hervorragende Maßnahme. Achten Sie jedoch darauf, dass die maximale Bestrahlungszeit je nach Hauttyp und bereits vorhandenem Bräunungsgrad 20 Minuten nicht übersteigt.

Die richtige Sportart finden

Jede sportliche Betätigung löst einen Reiz aus, dem ein Muskelabbau folgt. Danach wird jedoch neues, kräftigeres Muskelgewebe aufgebaut. So kommt es bei jedem Training zu Muskelauf- und -abbau zugleich. Für Fibromyalgiepatienten sind die üblichen Trainingsreize häufig zu stark, da ihr Allgemeinzustand schlecht und die Muskulatur zu wenig durchblutet ist. Es wird mehr Gewebe abgebaut, als anschließend wieder erneuert werden kann. Die Folge sind nicht nur Schmerzen, sondern eine zusätzliche Schwächung der Muskulatur. Nach dem gut gemeinten Training leiden die Betroffenen unter heftigem Muskelkater und den so genannten Echoschmerzen.
Der Verzicht auf Bewegung ist jedoch die völlig falsche Konsequenz. Denn »wer rastet, der rostet«, d. h., er sorgt dafür, dass die Muskeln noch weiter schwinden. Die Lösung liegt einmal mehr im goldenen Mittelweg. Langsam aufbauende Trainingsreize und lange Pausen sind der beste Trainingseinstieg. Die anfänglichen Belastungen müssen so gering sein, dass sie möglichst keinen Muskelkater bewirken. Man darf sich zwar müde, aber nicht zerschlagen fühlen.

Sanftes Training – der Schlüssel zum Erfolg

▶ Haben Sie vor allem Geduld. Auch wenn Sie am Anfang noch sehr schnell einen Muskelkater bekommen – bleiben Sie am Ball.
▶ Wenn Sie über längere Zeit nach dem Sport immer wieder deutliche Schmerzen haben, müssen Sie die Belastung reduzieren, die Pausen zwischen den Trainingseinheiten vergrößern oder eine andere Sportart wählen. Bevor Sie eine Entscheidung treffen, besprechen Sie sich am besten mit einem erfahrenen Krankengymnasten.

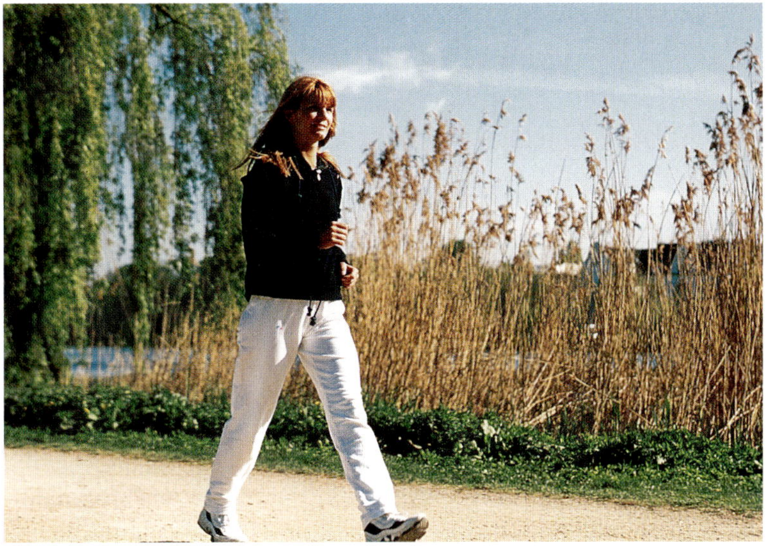

Wenn Sie noch untrainiert sind, dann ist Walking (zügiges Gehen) eine ausgezeichnete Sportart für Sie. Suchen Sie sich eine beliebige Trainingsstrecke aus – ob im Park, im Wald oder auf der Straße vor Ihrem Haus, ist egal.

- Achten Sie darauf, dass die gewählte Sportart möglichst wenig organisatorischen Aufwand erfordert und in Ihrer Nähe stattfinden kann. Sonst laufen Sie Gefahr, den guten Vorsatz wieder zu vergessen.
- Spielerische Sportarten, die sich locker und ohne Verkrampfung durchführen lassen, sind besonders gut geeignet. Kampfsportarten und solche, die mit einseitiger Belastung einhergehen, sollten Sie hingegen meiden. Am besten sind Walking, Joggen, Radfahren, Schwimmen, Langlauf, Gymnastik, Yoga, Tai Chi, Qi Gong, Stretching usw.
- Wenn Sie sich an die Devise »Viel Bewegung und wenig Kraftaufwand« halten, können Sie sogar ins Fitnessstudio gehen. Fangen Sie mit leichten Gewichten an, steigern Sie den Belastungsgrad nur ganz allmählich, und führen Sie dafür die Übungen häufiger durch.

Was sich durch Sport alles erreichen lässt

- Muskel- und Knochenaufbau
- Gesteigerte Beweglichkeit der Gelenke
- Förderung des Schlafs
- Erhöhung des Serotoninspiegels

Sport steigert nicht nur die Belastbarkeit der Muskulatur, er regt auch den Kreislauf an. Neben Dehn- und Kräftigungsübungen können auch Übungen zur Beweglichkeitsförderung und zur Haltungskorrektur hilfreich sein.

- Anhebung der Schmerzschwelle (Schmerzverminderung)
- Stärkung des Herz-Kreislauf-Systems
- Vermeidung von Übergewicht
- Stressreduktion
- Verbesserung von Selbstbewusstsein und Stimmungslage
- Mehr Lebensfreude und Energie

In Selbsthilfegruppen für Fibromyalgiepatienten wird gemeinsam nach Lösungsmöglichkeiten gesucht. Unterschiedliche Therapiemöglichkeiten werden besprochen, die Betroffenen tragen ihre Erfahrungen zusammen und bewerten sie.

Kontakte aufbauen

Die meisten Fibromyalgiepatienten denken, nur sie seien von der Krankheit betroffen. Die Erfahrung, dass andere unter den gleichen, zunächst rätselhaft erscheinenden Beschwerden leiden, ist für viele Betroffenen ein befreiendes Gefühl. Der Erfahrungsaustausch mit Leidensgenossen ist ein wichtiger Schritt bei der Behandlung der Krankheit. Man teilt die Sorgen, versteht sich, profitiert vom Wissen, das andere im Umgang mit der Krankheit gesammelt haben, und ist nicht mehr allein. Doch wie knüpft man die entsprechenden Kontakte?

Das Gespräch mit Leidensgenossen suchen

- Zunächst ist es sinnvoll, sich mit offenen Augen im eigenen Umfeld umzusehen. Vielleicht haben Sie – ohne es zu wissen – Bekannte, die unter der gleichen Krankheit leiden. Fragen Sie aktiv nach, wenn Ihnen einzelne Beschwerden von Freunden vertraut vorkommen. Vielleicht gibt es noch mehr Gemeinsamkeiten.
- Wenn Sie in der näheren Umgebung niemanden finden, mit dem Sie sich austauschen können, sollten Sie Kontakt zu einer Selbsthilfegruppe aufnehmen. Adressen finden Sie auf Seite 94.
- Ein weiterer Weg, Kontakte zu knüpfen, kann ein öffentlicher Aushang bei einem Krankengymnasten, beim Arzt oder auch im örtlichen Einkaufszentrum sein. Oder gründen Sie einfach auf eigene Faust eine Selbsthilfegruppe. Inserieren Sie in der regionalen Tageszeitung, oder überzeugen Sie einen Redakteur, einen kurzen Beitrag zu verfassen. Meist stößt man damit auf überraschend großes Interesse.

Gemeinsam schneller zum Ziel

Es gibt jedoch auch problematische Aspekte beim Zusammentreffen mit Leidensgenossen. Stellen Sie sich vorher darauf ein, dann lässt sich konstruktiv damit umgehen. Erzählen beim gemeinsamen Treffen viele Menschen nacheinander von ihren Schmerzen, Enttäuschungen, von unbefriedigender Behandlung und Zurückweisungen, dann entmutigt das manchmal selbst hartgesottene Optimisten. Es entsteht der Eindruck, als ob keine Maßnahme gegen die Krankheit helfe und die Beschwerden ein unüberwindbares Schicksal seien.
Die erfolgreichsten Gruppen sind diejenigen, die mit vereinten Kräften aktiv gegen die Krankheit vorgehen – das bringt mehr Spaß und kann die Willenskraft ungemein stärken. Ähnlich ist auch die Zielsetzung des hier vorgestellten 12-Wochen-Programms. Es soll eine Anleitung für die Hilfe zur Selbsthilfe geben. Es gibt spezielle Unterlagen für Gruppen, die gemeinsam nach diesem Buch vorgehen wollen. Die Bestelladresse finden Sie auf Seite 93.

Neben den bisher genannten Therapieformen haben sich bei der Behandlung der Fibromyalgie auch verschiedene alternative Verfahren bewährt. Zu nennen wären hier an erster Stelle die Reflexzonenmassage und die Akupunktur.

Gönnen Sie sich etwas Besonderes

Akupunktur, die chinesische Nadelkunst, hat sich bei etwa zwei Drittel der Fibromyalgiepatienten als Therapieverfahren bewährt. Sie kann einige Symptome der Krankheit erfolgreich lindern, ist jedoch als alleinige Maßnahme nicht ausreichend. Auf Antrag übernehmen die meisten Krankenkassen einen Teil der anfallenden Kosten.

- Akupunktur kann Schmerzen lindern und Muskeln entspannen, vor allem, wenn sich die Verspannungen in bestimmten Bereichen konzentrieren.
- Auch Kopfschmerzen, Migräne oder Lumbalgie sprechen oft sehr gut und relativ schnell auf Akupunktur an.
- Sorgen Sie dafür, dass Sie es mit einem hinreichend erfahrenen Therapeuten zu tun haben. Um die Technik der Akupunktur zu erlernen, bedarf es längerer Übung. Beurteilen Sie deshalb selbst den Erfolg der Anwendung: Eine Akupunktur sollte nach fünf bis sechs Sitzungen erste Wirkungen zeigen – was nicht heißt, dass sie damit auch schon abgeschlossen ist.

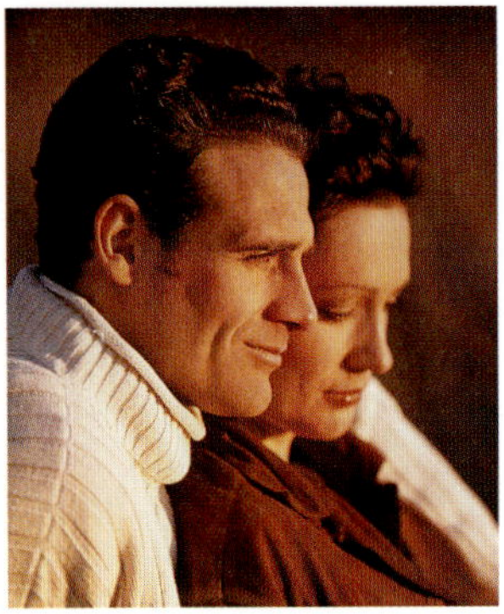

Die Fibromyalgie kann auch den Partner in eine schwierige emotionale Lage bringen. Jetzt ist besondere Aufmerksamkeit nötig.

Zehnte Woche – Beziehungspflege

Neu im Programm:
- Beziehungsarbeit leisten – die Schwierigkeiten und die beständige Mühe des kranken Partners würdigen und Mitgefühl zeigen.
Den gesunden Partner für die Tatsache anerkennen, dass er es im täglichen Umgang mit einem Kranken nicht einfach hat.
- Medikamente im Überblick – Monopräparate, Pflanzenheilmittel und Medikamente mit unterstützender Wirkung

Weiterhin:
- Gesunde Ernährung
- Spazierengehen
- Tagebuch der schönen Dinge
- Haltungs- und Dehnübungen
- Pausen im Alltag
- Physikalische Therapie
- Fibromyalgiegymnastik
- Bewegung im Alltag
- Entspannungsverfahren
- Sport
- Kontakte aufbauen
- Wassergymnastik
- Umgang mit der eigenen Person

Fibromyalgie und Partnerschaft

Eine Lebensumstellung ist nicht allein zu bewerkstelligen, wenn Sie in einer Beziehung leben. Sprechen Sie mit Ihrem Partner offen und ehrlich über Ihre Gedanken, Wünsche und natürlich auch über Ihren Gesundheitszustand.

Genauso wie jede länger andauernde Erkrankung bedeutet auch die Fibromyalgie eine Beeinträchtigung der sozialen Kontakte. Wenn es auch in vielen Fällen gelingt, die Beschwerden zu überspielen, so werden dennoch direkt oder indirekt Personen, die einem nahe stehen, in Mitleidenschaft gezogen. Das betrifft den Partner genauso wie die Eltern, Geschwister oder Kinder. Auch am Arbeitsplatz (siehe Seite 86f.) sind Schwierigkeiten mit den Kollegen kaum zu vermeiden.
Für die Partnerschaft bedeutet die Krankheit allerdings meist die größte Belastung. Häufig leiden Fibromyalgiepatienten unter Schuldgefühlen. Der Partner hingegen bemüht sich zu helfen, wo immer es möglich erscheint. Wenn all seine Anstrengungen nichts nützen und

seine Versuche der Unterstützung erfolglos bleiben, dann kommt es nicht selten zu versteckten Vorwürfen oder gar zu Schuldgefühlen. Ein schier unlösbares Knäuel von Missverständnissen und Schuldzuweisungen ist die Folge. Zur Krankheit kommt dann noch erschwerend die »Krise« der Beziehung hinzu.

Was dem anderen zu schaffen macht

In der Regel sind es Frauen, die an Fibromyalgie erkranken. Worunter die Männer dann am meisten leiden, sind die folgenden Punkte:

- ▶ Eine Planung des Alltags wird schwierig, weil immer wieder wie aus heiterem Himmel Beschwerden auftreten.
- ▶ Man fühlt sich hilflos, weil man kaum effektiv helfen kann.
- ▶ Fröhlichkeit und Lebensfreude bereiten ein schlechtes Gewissen, weil die Partnerin schließlich auch nicht heiterer Stimmung ist.
- ▶ Wenn die Parterin nicht ausgehen will, bleibt man zu Hause, weil es weniger Spaß macht, allein etwas zu unternehmen.
- ▶ Die bedrückte Stimmung, die zu Hause herrscht, ist häufig nur noch sehr schwer zu ertragen.
- ▶ Die Tatsache, dass die Partnerin sich körperlich und sexuell zurückzieht, wird als Ablehnung empfunden. Der sexuelle Rückzug ist jedoch Teil der Schmerzsymptomatik und nicht Teil der Beziehungskrise.

Eine monate- oder jahrelange Krankheit ist eine der schwersten Belastungen, die eine Beziehung zu verkraften haben kann. Es ist fast so, als würde die Krankheit als unerwünschte und unsichtbare Person mit im Haushalt leben.

Selbstvorwürfe und Schuldgefühle

Schuldgefühle lassen in einer solchen Situation nicht lange auf sich warten. Die Betroffenen machen sich Vorwürfe wegen ihrer eigenen Unzulänglichkeit. Die Auswirkungen der chronischen Schmerzen sind zwar weder für Sie noch für Ihren Partner leicht zu ertragen, doch sind Sie in keiner Weise schuld daran. Mit einem schlechten Gewissen ist der Beziehung nicht gedient. Wenn dann der Partner auch noch seinerseits mit Schuldgefühlen darauf reagiert, dass er nicht mehr Rücksicht und Verständnis aufbringen kann, ist der Teufelskreis perfekt. Die Beziehung fängt an, Schaden zu nehmen, und das gemeinsame Glück wird immer mehr von einem unsichtbaren Schatten verdüstert.

Dem Partner Aufmerksamkeit schenken

Wenn eine Partnerschaft unter solch einer Dauerbelastung steht, muss sie besonders liebevoll gepflegt werden. Fast jeder kennt die Routine, die sich nach einigen schönen Jahren nahezu unbemerkt in das Miteinander einzuschleichen beginnt. Mangels gegenseitiger Aufmerksamkeit schleifen sich alltägliche Handlungen immer mehr ein, und irgendwann stellt man fest, dass der alte Zauber verflogen ist, ohne dass man es gemerkt hat. Damit eine Beziehung gut funktioniert, muss man den Teufelskreis der Gewöhnung immer wieder aufs Neue durchbrechen. Wenn die Partnerschaft auch noch unter der starken äußeren Belastung durch die Krankheit steht, ist es besonders wichtig, sie durch eigenes Zutun wieder attraktiv und lebendig zu gestalten.

Niemand würde auf den Gedanken kommen, ein Auto müsse ohne jede Wartung jahrelang laufen. Doch bei einer Partnerschaft scheint manchmal der Glaube zu bestehen, Beziehungspflege sei nicht notwendig, so lange man sich nur richtig liebt.

So können Sie Beziehungsarbeit leisten

Wie so ein liebevoller Umgang miteinander auszusehen hat, dafür gibt es natürlich kein Patentrezept – jedes Paar hat seine eigenen Bedürfnisse. Ein schönes Modell für das gute Gestalten einer Beziehung ist die Zeit, in der sich zwei Menschen kennen und lieben gelernt haben. Alles, was sie in dieser Lebensphase unternehmen, dient letztendlich der Beziehungsförderung. Denken Sie einmal an diese Zeit zurück …

- Sprechen Sie mit Ihrem Partner offen über die Gefühle und Ängste, die Sie mit der Krankheit verbinden. Wenn Sie Schuldgefühle haben, geben Sie das unbefangen zu. Nur durch gegenseitiges Verständnis kann eine Partnerschaft der schwierigen Situation standhalten oder sogar noch gestärkt daraus hervorgehen.
- Sagen Sie klar, wann Hilfe erwünscht und wichtig ist und wann nicht. Zuweilen kann es besser sein, sich zurückzuziehen, ein langes Bad zu nehmen und dann mit einem Buch ins Bett zu gehen, während der Partner etwas mit Freunden unternimmt.
- Ihr Partner sollte auf keinen Fall seine gesamten eigenen Aktivitäten zurückstellen und nur noch nach dem Rhythmus, den Ihre Krankheit vorgibt, leben. Dies führt zwangsläufig zu Frustrationen und offenem oder unterdrücktem Ärger.

▶ Die beschwerdefreien Zeiten sollten Sie bewusst für gemeinsame Unternehmungen nutzen. Dabei muss es sich um keine spektakulären Dinge handeln: Auch ein schöner Spaziergang oder ein gemeinsamer Kinobesuch können Wunder wirken. Besuchen Sie ein neues Restaurant oder eine interessante Veranstaltung, überlegen Sie, mit wem Sie sich schon lange nicht mehr gemeinsam getroffen haben oder was Sie in letzter Zeit besonders vermisst haben.

▶ Besonders wichtig ist es, dass jeder der beiden Partner die Leistung des anderen würdigt und anerkennt. Damit ist zum einen gemeint, dass der von der Krankheit Betroffene als solcher wahrgenommen wird und das entsprechende Mitgefühl erfährt. Zum anderen kann auch der Betroffene selbst den Partner anerkennen, indem er ein Bewusstsein dafür entwickelt, dass es nicht leicht ist, mit einem Kranken zusammenzuleben.

▶ Nehmen Sie bewusst die Dinge war, die Sie trotz aller Schwierigkeiten gut gemeinsam gestalten können: Kindererziehung, Beruf, Haushalt, gemeinsame Kontakte zur übrigen Familie u. Ä. In vielerlei Hinsicht leistet man nämlich als Paar ganz Erstaunliches, ohne dass man es richtig zu schätzen weiß.

Jede Krankheit heilt schneller, wenn der Kranke Pflege, Zuwendung und Geduld erfährt. Für den Partner kann das manchmal recht anstrengend sein, aber die Aussicht auf eine schnellere Heilung lässt doch viele Mühen vergessen.

Medikamente im Überblick

Es gibt bisher kein Medikament, das alle mit der Fibromyalgie einhergehenden Beschwerden zum Verschwinden bringen kann. Die Krankheit selbst lässt sich nicht auf medikamentösem Weg heilen. Es gibt allerdings, wie auf Seite 59ff. ausführlich geschildert, einige Mittel, die die Symptome lindern können. An dieser Stelle seien ergänzend die wichtigsten Substanzgruppen im Überblick dargestellt.

Die Auflistung soll keinesfalls dazu ermuntern, alle Mittel nacheinander durchzuprobieren. Sie soll lediglich eine Orientierungshilfe für das Gespräch mit dem behandelnden Arzt oder Therapeuten geben. Therapieren Sie sich nie auf eigene Faust, und denken Sie stets daran, dass selbst bei leichten pflanzlichen Medikamenten unter Umständen schädliche Nebenwirkungen zu erwarten sind.

Bewährte Heilmittel bei Fibromyalgie

Monopräparate

Schmerzmittel
Azetylsalizylsäure, Parazetamol, Ibuprofen

Helfen oft dabei, den akuten Schmerz beträchtlich zu reduzieren, und sind vergleichsweise gut verträglich

Antirheumatika
Diclofenac

Meist nicht wirksamer als die so genannten einfachen Schmerzmittel, aber mit einem größeren Risiko von schädlichen Nebenwirkungen verbunden

Zentral wirksame Schmerzmittel
z. B. Morphine

In der Regel nicht sehr wirksam, haben meist wesentlich mehr Nebenwirkungen als einfache Schmerzmittel

Kortison
Prednisolon

Unwirksam und mit vielen Nebenwirkungen verbunden. Falls in Ausnahmefällen dennoch eine positive Wirkung erzielt wird, liegt meist zusätzlich eine andere Erkrankung vor

Antidepressiva
Amitryptilin, Doxepin, Fluoxetin, Sertralin

Erhöhen – oft schon in sehr niedrigen Dosierungen – die Serotoninkonzentration im synaptischen Spalt

Serotonin-Rezeptoren-Blocker
Odansetron, Tropisetron

Lindern bei einem Teil der Patienten Schmerzen und vegetative Symptomatik; noch nicht für Fibromyalgie zugelassen; teuer

Serotoninvorstufen
Tryptophan

Verbesserung der Schlafqualität, zum Teil auch Verbesserung der Gesamtsymptomatik

Schlafmittel
Diazepam, Temazepan usw.

Wirken meist gut, machen aber schnell abhängig, daher nur kurzfristig zu empfehlen

Muskelentspannungsmittel
Tolperison, Baclofen, Tetrazepam

Unterstützende Behandlung bei hartnäckigen Verspannungen

Örtliche Betäubungsmittel
Lidocain, Procain, Bupivacain

Bei regional begrenzten Schmerzen kurzfristig gut wirksam; keine Dauertherapie

Einreibemittel
Diclofenacgel, Capsicainsalbe

Angenehm bei lokalen Schmerzen, Wirksamkeit im Einzelfall unterschiedlich

Bewährte Heilmittel bei Fibromyalgie

Pflanzliche Präparate

Pflanzliche Beruhigungsmittel
Baldrian, Johanniskraut, Kava-Kava

Für viele Patienten eine gute Basistherapie, oft auch eine Alternative zu Antidepressiva; besonders Johanniskraut in Form von Tee, Öl, Pulver, Tinkturen oder Kapseln hat sich bei vielen Patienten gut bewährt

Ätherische Öle
Pfefferminzöl, japanisches Heilpflanzenöl, Latschenkiefernöl usw.

Schmerzlindernd und entspannend, entfalten vor allem bei Kopfschmerzen eine günstige Wirkung, gegebenenfalls auch als Badezusatz bzw. zum Einreiben geeignet

Tees

Birkenblätter
Entwässernd

Brennnessel
Entwässernd, entzündungshemmend

Teufelskralle (Tee und Kapseln)
Entzündungshemmend

Weihrauch
Olibanum, Weihrauchextrakte

Eine positive Wirkung ist vor allem dann zu erwarten, wenn zusätzlich zur Fibromyalgie eine Entzündung vorliegt

Umschläge
Heublumensack

Entspannend

Homöopathika
Rezeptur »Biolymphosan«

Abschwellende Wirkung, antiödematös

Präparate mit unterstützender Wirkung

Vitamine
Multivitaminpräparate

Gute Ergänzung zum anfänglichen Nahrungsaufbau; kein Nahrungsersatz

Einzelne Hormone
Melatonin
Schlafverbessernd, bei einem Teil der Patienten Verbesserung des Allgemeinzustands

DHEA (Dehydroepiandrosteron)
Das Hormon der Nebennierenrinde soll in Einzelfällen Muskelschmerzen reduzieren

Nahrungsergänzungsmittel
Karnitin

Nicht das »Wundermittel«, als das es gehandelt wird, soll aber in Einzelfällen Muskelschmerzen reduzieren

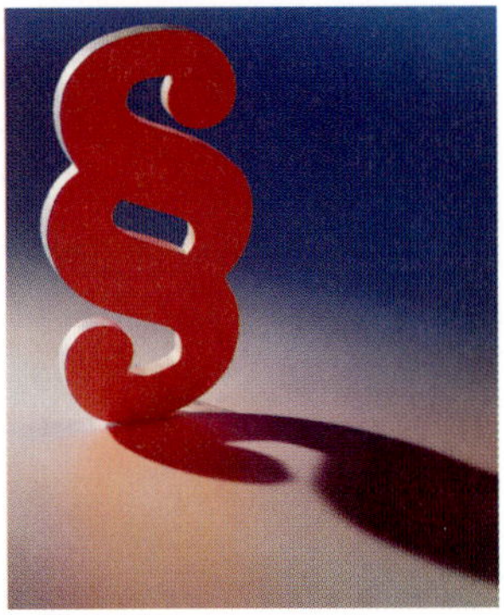

Auch das Arbeitsleben wird häufig durch die Fibromyalgie beeinträchtigt. Die Betroffenen sollten daher über ihre Rechte informiert sein.

Die Fibromyalgie kann mit längeren Phasen der Arbeitsunfähigkeit einhergehen. Die Beantragung einer Berufs- oder Erwerbsunfähigkeitsrente sollte aber nur bei schwersten Krankheitsverläufen in Betracht gezogen werden.

Elfte Woche – soziale Fragen

Neu im Programm:

- Fibromyalgie und Beruf – die Arbeitsumstände durch gezielte Maßnahmen optimieren, lange Arbeitsausfälle nach Möglichkeit vermeiden, erst bei schweren Leistungseinbußen eine Berufs- oder Erwerbsunfähigkeitsrente beantragen
- Rehabilitationsmaßnahmen – stationärer Aufenthalt in einer Rehabilitationsklinik oder rheumatologischen Fachklinik
- Umgang mit Arbeitskollegen – über die Krankheit und ihre Symptome informieren

Weiterhin:

- Gesunde Ernährung
- Spazierengehen
- Tagebuch der schönen Dinge
- Haltungs- und Dehnübungen
- Pausen im Alltag
- Fibromyalgiegymnastik
- Physikalische Therapie
- Bewegung im Alltag
- Entspannungsverfahren
- Verantwortungsvoller Umgang mit der eigenen Person
- Wassergymnastik
- Sport
- Kontakte aufbauen
- Partnerschaft pflegen

Fibromyalgie und Berufsleben

In dieser Woche befassen Sie sich fast ausschließlich mit verschiedenen Fragen des Berufslebens. Das ist ein Thema, das auf den ersten Blick kaum in ein Trainingsprogramm passt. Berufstätige Patienten können jedoch durch die Fibromyalgie in ihrer Leistungsfähigkeit erheblich beeinträchtigt werden. Das gilt vor allem für Tätigkeiten, die in einer Zwangshaltung verrichtet werden müssen. Ein umfassendes Selbsthilfeprogramm sollte sich auch mit dieser Problematik beschäftigen. Zusätzliche Übungen werden in dieser Woche nicht eingeführt – setzen Sie das bisherige Programm einfach wie gewohnt fort.

Beantragung einer Erwerbsunfähigkeitsrente

Für viele Kranke ist der Spannungszustand zwischen Fibromyalgie und Beruf ein gravierendes Problem. Das ist nur zu verständlich: Wenn die Beschwerden stark und von Dauer sind, dann ist die Last des Alltags manchmal kaum noch zu ertragen. Viele Betroffene haben dann die Hoffnung auf eine frühzeitige Berentung. Da dies aber keine Lösung des Problems darstellt, sollte es bei der Beantragung einer Erwerbsunfähigkeitsrente eher darum gehen, die Vorteile zu nutzen, die eine offizielle Anerkennung der Krankheit mit sich bringt.

Bei Fibromyalgiepatienten wird der Behinderungsgrad meist relativ niedrig, d. h., bei 20 bis 40 Prozent eingestuft. Gelingt es allerdings, den Schweregrad der Krankheit gut zu belegen, können auch 50 und mehr Prozent erreicht werden.

Vom Schwerbehindertengesetz profitieren

Die Fibromyalgie ist inzwischen offiziell als Krankheit anerkannt und wird im internationalen Krankheitsschlüssel unter der Nummer M 79.0 aufgeführt. Bei erheblichen Beschwerden kann man beim Versorgungsamt einen Antrag auf Schwerbehinderung stellen, was einen erhöhten Kündigungsschutz und steuerliche Vorteile zur Folge hat. Bis vor kurzem setzte das Schwerbehindertengesetz eine Behinderung noch mit dem Begriff »Minderung der Erwerbsfähigkeit« (MdE) gleich. Dieser Fachausdruck hat in der Vergangenheit aber immer wieder zu Missverständnissen geführt, denn Behinderungen haben nicht unbedingt Leistungsminderungen im Arbeits- und Berufsleben zur Folge. Daher führte man 1986 den Ausdruck »Grad der Behinderung« (GdB) ein, wobei nichts an den bisherigen Maßstäben geändert wurde.

Das Anerkennungsverfahren – ein steiniger Weg

Bei einer Fibromyalgie kann sich der Grad der Behinderung zwischen 10 und 50 Prozent und darüber bewegen. Dass die Spannbreite für die mögliche Einstufung derart weit ist und es keinen festgelegten Prozentsatz für die Krankheit gibt, hat verschiedene Gründe:

▶ Die MdE/GdB ist ursprünglich für Kriegsverletzte entwickelt worden und orientiert sich an »objektiven« Kriterien wie z. B. dem Verlust eines Arms oder Beins.

▶ Bei der Fibromyalgie fehlen entsprechend eindeutig definierbare Merkmale, so dass man auf Vergleiche mit anderen Krankheiten wie entzündlichen rheumatischen Beschwerden angewiesen ist. An der auf diese Weise vorgenommenen Eingrenzung des Befunds orientiert sich der bewilligte Prozentsatz.

▶ In den Versorgungsämtern sind Ärzte als Gutachter tätig, die nach Aktenlage entscheiden. Es empfiehlt es sich daher, die eingereichten Unterlagen nicht auf die Diagnose zu beschränken, sondern eine möglichst detaillierte Aufstellung der Beschwerden beizufügen. Das Ausmaß der Einschränkungen sollte genau beschrieben und bisherige Behandlungen (Medikamente, physikalische Therapien, Kuraufenthalte etc.) einzeln angeführt werden. In die Bewertung fließt neben den Schmerzen und Leistungseinschränkungen die vegetative Symptomatik und die psychische Beeinträchtigung mit ein.

Anträge auf eine Erwerbsunfähigkeitsrente aufgrund von Fibromyalgie werden im ersten Anlauf oft abgelehnt. In den meisten Fällen liegt dies daran, dass der zuständige Gutachter sich kein klares Bild von der Krankheit machen kann.

Ablehnung – noch kein Grund zur Kapitulation

Generell ist die Beantragung des GdB bei Fibromyalgie schwieriger als bei anderen Erkrankungen. Vielfach ist die Krankheit bei den Gutachtern nicht ausreichend bekannt und die ärztlichen Atteste sind wenig aussagekräftig. Dadurch geraten die Betroffenen leicht in den Verdacht des Drückebergertums.

Für viele Antragsteller geht es allerdings nicht nur um materielle Vorteile. Sie suchen auch nach Anerkennung ihres persönlichen Schicksals und nach einer offiziellen Würdigung der vielen Einschränkungen im Alltag. Kommt es dann zu einer Ablehnung des Antrags, fühlen sie sich persönlich verletzt und ungerecht behandelt. Davon sollte man sich jedoch nicht unterkriegen lassen, sondern stattdessen alle Möglichkeiten nutzen, seinem Recht doch noch Geltung zu verschaffen:

▶ Legen Sie Widerspruch gegen den Bescheid ein, und reichen Sie gegebenenfalls aussagefähigere Atteste nach.

▶ Gehen Sie, wenn nötig, auch vor Gericht. Viele Sozialgerichte haben die Problematik der Fibromyalgie erkannt. Es gab eine Reihe von Entscheidungen zugunsten der Betroffenen. In diesem Fall bezieht man am besten einen erfahrenen Anwalt bzw. Gutachter mit ein.

Die Rente – nur scheinbar ein Ausweg

Eine frühere Berentung scheint für viele Menschen der letzte, wenn nicht sogar einzige Ausweg aus dem Dilemma ihrer chronischen Beschwerden zu sein. Erfahrungsgemäß hat sie allerdings nur in den seltensten Fällen tatsächlich etwas gebracht. Die Rente allein führt zu keiner Besserung der Beschwerden. Nach dem Eintritt in den Ruhestand leiden die meisten Fibromyalgiepatienten unter den gleichen Symptomen wie zuvor. Hinzu kommen dann noch finanzielle Einschränkungen und das Gefühl, aus dem bisherigen sozialen Umfeld ausgeschlossen zu sein. So kann der lange angestrebte Ruhestand genau das Gegenteil dessen bewirken, was man sich von ihm erhofft hat. Bevor man diesen Schritt vollzieht und einen Antrag stellt, sollten wirklich alle Therapiemaßnahmen ausgeschöpft sein.

Damit soll natürlich nicht in Zweifel gezogen werden, dass es tatsächlich Berufe gibt, die für Fibromyalgiepatienten ungeeignet sind. Dies gilt vor allem für Tätigkeiten mit dauernder einseitiger Muskelbelastung. Grundsätzlich können die Schmerzen aber bei der Ausübung fast aller Tätigkeiten so intensiv werden, dass an eine regelmäßige Arbeit nicht mehr zu denken ist.

Bevor Sie über eine vorzeitige Berentung nachdenken, sollten Sie alle anderen Möglichkeiten ausgeschöpft haben. Diese reichen von der Selbsthilfe über professionelle Hilfe bis hin zu staatlich geförderten Rehabilitationsmaßnahmen.

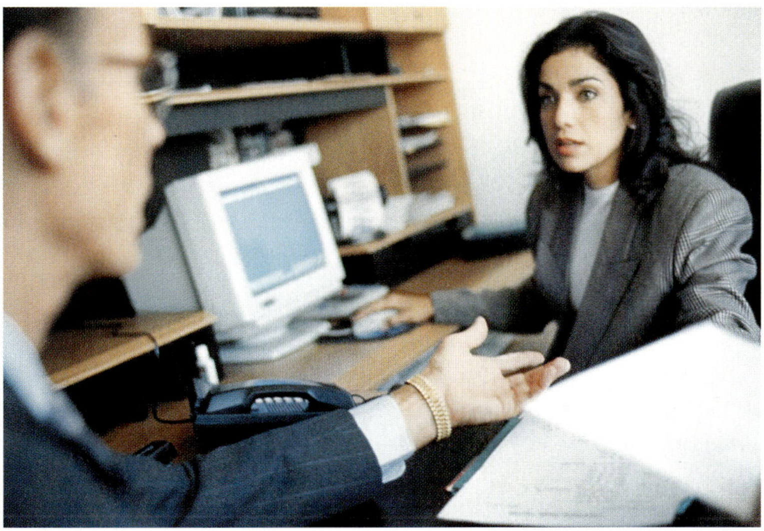

Wenn Ihre Leistungskraft einmal nachlässt, so ist das noch kein Grund, in Panik zu verfallen. Überprüfen Sie Ihre Einstellung zur Arbeit und Ihre Ansprüche an sich selbst.

Leistungsdruck vermeiden

Vielfach setzen sich Fibromyalgiepatienten unnötig unter Druck. Sie stellen überhöhte Ansprüche an die eigene Person und hetzen sich sogar dann, wenn es die Arbeit nicht erfordert. Häufig liegt das daran, dass sie ihre Selbstachtung überwiegend aus den Leistungen in der Arbeit beziehen. Die hohen Erwartungen an sich selbst führen zu Stress und chronischer Überforderung. Bei nachlassender Leistungskraft kommen zur körperlichen Erschöpfung und den inzwischen schier unterträglichen Schmerzen schließlich noch Versagensängste hinzu.
Ändern Sie Ihre Einstellung zur Arbeit, und legen Sie regelmäßig kurze Pausen ein, in denen Sie Bewegungs- und Dehnübungen durchführen – das kann oft mehr bewirken als ein Arbeitsplatzwechsel oder gar das Ausscheiden aus dem Beruf. Wenn nach reiflicher Überlegung dennoch die Entscheidung für einen Rentenantrag fällt, gelten ähnliche Prinzipien wie bei der GdB. Man benötigt die richtigen Atteste und möglicherweise Beratung durch einen spezialisierten Anwalt.

Je länger die Abwesenheit vom Arbeitsplatz dauert, desto schwieriger gestaltet sich der Wiedereinstieg. Die Angst vor den Belastungen des Berufslebens wird immer größer, und es kommt zu einer zunehmenden Entfremdung von der Arbeitswelt.

Arbeitsausfälle zeitlich begrenzen

Fibromyalgiepatienten sind oft über einen längeren Zeitraum hinweg nicht in der Lage zu arbeiten. Wer Schmerzen am ganzen Körper hat und vielleicht schon morgens mit einem Migräneanfall aufwacht, sollte sich ruhig von einem Arzt krank schreiben lassen – das kann dazu beitragen, ein momentanes Tief zu überwinden. Mit eiserner Selbstdisziplin ist man in einer solchen Situation schlecht beraten. Oft genügen zwei, drei Tage, um eine akute Schmerzphase zu überwinden.
In zahlreichen Fällen dauert die Arbeitsunfähigkeit aber zu lange an: Die Krankheitsperiode verlängert sich von Monat zu Monat, im Handumdrehen sind ein oder gar zwei Jahre verstrichen, und ein Wiedereinstieg in den Beruf ist nur noch unter allergrößten Schwierigkeiten möglich. Das gilt es unbedingt zu vermeiden – doch wie?

▶ Schonung allein führt zu keiner Besserung der Beschwerden. Um den Teufelskreis von Schmerz, Anspannung, Angst und neuem Schmerz zu durchbrechen, benötigt man ein sanftes, aber kontinuierliches Trainingsprogramm. Dieses Buch kann als Grundlage dafür dienen. Sind die Beschwerden jedoch hartnäckig, sollte man Kontakt mit einem Spezialisten aufnehmen, der weitere Maßnahmen einleitet.

▶ Ist nach einigen Wochen der Behandlung keine Besserung erkennbar, dann sollte man das bisherige Vorgehen überdenken. Ist das im Augenblick verfolgte Therapiekonzept das richtige?

Bei besonders schweren Formen und bei stationär therapiebedürftigen Erkrankungen kann eine Rehabilitationsmaßnahme sinnvoll sein. Ihr vordringliches Ziel ist die Wiedereingliederung des Patienten in Beruf und Alltag.

Rehabilitationsmaßnahmen

Ein stationärer Aufenthalt in einer Rehabilitationsklinik kann eine sinnvolle Ergänzung des 12-Wochen-Programms sein. Im Rahmen eines Klinikaufenthalts gewinnt man Abstand zum Alltag und kommt zudem in den Genuss verschiedener Anwendungen, die sonst nicht zur Verfügung stehen. Die stationäre Therapie empfiehlt sich vor allem bei Menschen, die sich aus ihren Verpflichtungen in Familie und Beruf nur sehr schwer lösen können.

In Deutschland gibt es zahlreiche spezialisierte Kliniken, die eine ganzheitliche Behandlung der Fibromyalgie mit gezielten physiotherapeutischen, physikalischen und anderen Maßnahmen anbieten.

Wissenswertes zum Thema »Rehabilitation«

▶ Gesetzlich definiertes Ziel der Rehabilitation ist die dauerhafte Eingliederung von körperlich, geistig oder seelisch Behinderten in Arbeit, Beruf und Gesellschaft. Dabei wird in medizinische, soziale und berufliche Maßnahmen zur Rehabilitation unterschieden.

▶ Der Zugang zu einer Rehabilitationsmaßnahme ist in der Regel alles andere als einfach. Langwierige Entscheidungsprozesse bei den zuständigen Kostenträgern und lange Wartezeiten bis zum Therapiebeginn sind nur ein Teil der potenziellen Schwierigkeiten.

▶ Durch gesetzliche Änderungen in den Jahren 1996 und 1997 wurde die bewilligte Therapiedauer auf drei Wochen verkürzt, das Übergangsgeld auf 75 Prozent reduziert und die Zuzahlungen durch den Patienten um einiges erhöht.

Abgesehen von den therapeutischen Möglichkeiten, gibt es hier auch die Möglichkeit, die Diagnose und die Entwicklung individueller Umgangsformen mit der Krankheit weiter voranzutreiben.
Viele Ärzte neigen dazu, Fibromyalgiepatienten in psychosomatische Fachkliniken zu schicken. Obwohl es bei der Krankheit sicherlich eine psychische Komponente gibt, hat sich in der Praxis eher der Aufenthalt in einer auf Fibromyalgie spezialisierten Fachklinik bewährt.

Integraler Bestandteil eines Gesamtkonzepts

So erfolgreich die Teilnahme an einer Rehabilitationsmaßnahme sein kann – in drei oder vier Wochen lässt sich bei Fibromyalgie kein Wunder bewirken. Die Rehabilitation dient in erster Linie als Baustein in einem Gesamtkonzept. Nützen Sie die Zeit bis zum Klinikaufenthalt aktiv, um an Ihrer Gesundheit zu arbeiten. Je besser Ihr Allgemeinzustand bis dahin ist, an desto mehr therapeutischen Anwendungen können Sie teilnehmen und desto größer sind die Erfolgsaussichten. Wenn sich Ihr Zustand durch die Maßnahme verbessert hat, gilt es, das Erreichte im Alltag zu erhalten und auszubauen.

Wenn die entsprechenden Einrichtungen wohnortnah zur Verfügung stehen, kann sich der Patient auch einer teilstationären Therapie unterziehen. Die tägliche Behandlungszeit wird dabei um etwa die Hälfte reduziert.

Umgang mit Arbeitskollegen

Fibromyalgiepatienten fallen am Arbeitsplatz häufiger aus. Während man bei Patienten mit einer rheumatischen Erkrankung die Einschränkungen oft auf den ersten Blick erkennt und die Betroffenen mit dem entsprechenden Mitgefühl rechnen können, ist dies bei Fibromyalgie häufig anders. Die Patienten sehen nicht krank aus. Im Gegenteil: Manche wirken sogar kerngesund.
Wenn sie versuchen, anderen ihre Krankheit zu erklären, geraten sie oft in Nöte. Eine Krankheit, von der man nichts sieht, die keine objektiven Befunde liefert und gegen die es zudem nicht einmal Medikamente gibt, kann in den Augen vieler Menschen so ernst nicht sein. Die Betroffenen laufen daher Gefahr, von ihrer Umwelt für Hypochonder oder Drückeberger gehalten zu werden.

Das gegenseitige Verständnis fördern

▶ Wenn ein guter Kontakt zu den Kollegen besteht, sollte man versuchen, etwas eingehender über die Krankheit zu informieren. Ein ausführlicheres Gespräch bei einer Einladung zum Kaffee kann äußerst viel bewirken. Auch die Weiterleitung einer Broschüre (erhältlich bei den Selbsthilfeorganisationen) oder eines Buchs kann hilfreich sein, um das Verständnis zu fördern. Vermeiden Sie bei alledem den Vorwurf mangelnden Einfühlungsvermögens, denn das kann offene Türen leicht wieder versperren.

▶ Wenn sich keine Möglichkeit ergibt, den Kollegen nähere Informationen über die Krankheit zukommen zu lassen, dann sollte man erst einmal von einer rheumatischen Erkrankung oder von Weichteilrheuma sprechen. Diese Bezeichnungen werden eher verstanden – wenn sie auch nicht genau ins Schwarze treffen.

▶ Beim Krankheitsbild eines jeden Fibromyalgiepatienten stehen bestimmte Beschwerden im Vordergrund, wie beispielsweise Kopfschmerzen, Migräne oder Rückenschmerzen. Diese Symptome sind einzeln leichter zu vermitteln als das diffuse Krankheitsbild mit dem komplizierten Namen »Fibromyalgie«.

Seit einiger Zeit werden von den unterschiedlichsten Trägern spezielle Fibromyalgieschulungen angeboten. Patienten und andere Interessierte können sich dort in kleinen Gruppen ausführlich über die Krankheit informieren.

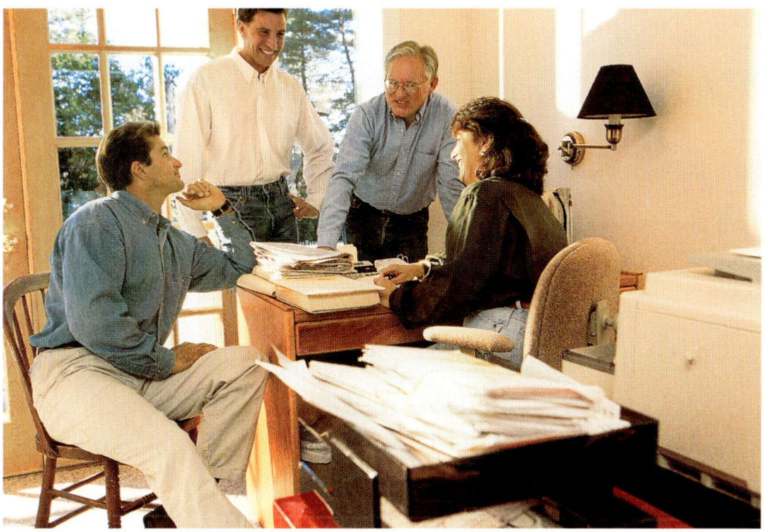

Klären Sie Ihre Kollegen über Ihre Krankheit auf, und bemühen Sie sich um Verständnis – für den täglichen Umgang miteinander kann dies eine wesentliche Erleichterung sein.

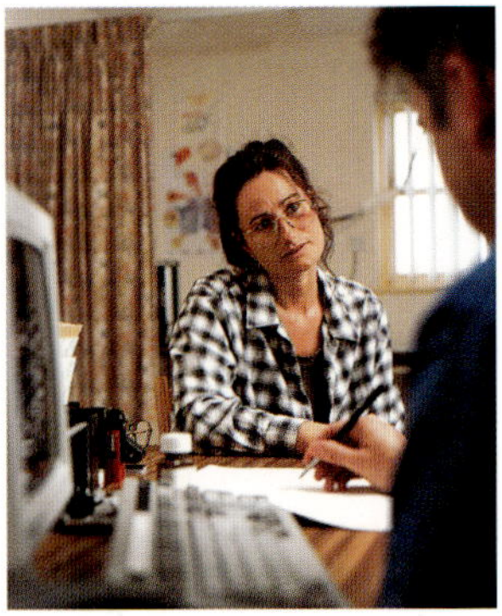

Bei allen Möglichkeiten der Selbsttherapie sollten Sie es nicht versäumen, rechtzeitig professionelle Hilfe in Anspruch zu nehmen.

Einzelmaßnahmen können Fibromyalgie nicht heilen – das gilt auch für die Psychotherapie. Sie sollte jedoch einen integralen Bestandteil des Gesamtkonzepts bilden, weil sie einen Beitrag zur Beseitigung seelischer Anspannungen leisten kann.

Zwölfte Woche – professionelle Hilfe

Neu im Programm:

- Mit Ärzten, Therapeuten und anderen Vertrauenspersonen ein persönliches Netzwerk aufbauen
- Aus den erfolgreichsten Maßnahmen des 12-Wochen-Programms ein individuelles Selbsthilfeprogramm erstellen
- Weitere Maßnahmen und zusätzliche Informationsquellen – Ganzkörperkältetherapie, Neuraltherapie und andere physikalische Maßnahmen.

Das Internet als ergiebiges Informationsmedium für Fibromyalgiepatienten nutzen

Weiterhin:

- Gesunde Ernährung
- Spazierengehen
- Tagebuch der schönen Dinge
- Haltungs- und Dehnübungen
- Pausen im Alltag
- Fibromyalgiegymnastik
- Physikalische Therapie
- Bewegung im Alltag
- Entspannungsverfahren
- Verantwortungsvoller Umgang mit der eigenen Person
- Wassergymnastik
- Sport
- Kontakte aufbauen
- Pflege der Partnerschaft

Ein persönliches Netzwerk aufbauen

Neben einem speziell auf die eigenen Bedürfnisse zugeschnittenen Trainingsprogramm benötigen die meisten Fibromyalgiepatienten im Lauf der Zeit professionelle medizinische und psychologische Hilfe. Wenn diese bewusst und gezielt in Anspruch genommen wird, kann das einen weiteren entscheidenden Schritt in Richtung Gesundheit bedeuten. Eine Ihrer wichtigsten Aufgaben für die Zukunft ist es deshalb, ein individuelles Netzwerk aufzubauen, das Ärzte, Therapeuten und andere Personen Ihres Vertrauens umfasst. Es soll Ihnen im Notfall die nötige Unterstützung bieten.

Teamwork zum Wohl der Gesundheit

Das klassische medizinische Denken, nach dem der Arzt als Fachmann dem Patienten ein wirksames Heilmittel zu verordnen hat, ist bei der Fibromyalgie außer Kraft gesetzt. Auf der einen Seite muss der Arzt sich damit abfinden, dass es bisher kein Mittel gibt, mit dem er die Krankheit erfolgreich behandeln kann. Andererseits darf der Patient von den »Halbgöttern in Weiß« keine Wunder erwarten. Ein Teil der Verantwortung für den Heilungsprozess bleibt in seinen eigenen Händen. Es geht darum, ein Team zu bilden, in dem beide Beteiligten gemeinsam erproben, was am ehesten Linderung verschafft.

Im Gespräch mit dem Arzt oder Psychotherapeuten können Sie herausfinden, wo andere Druck auf Sie ausüben und wo Sie sich selbst unnötigen Zwängen aussetzen. Sie lernen die Grenzen Ihrer Leistungsfähigkeit besser kennen.

Welche Elemente das Netzwerk beinhalten sollte

- Eine wichtige Rolle als erste Anlaufstelle für alle Probleme spielt Ihr Hausarzt. Er muss nicht unbedingt ein Fibromyalgiespezialist sein. Es reicht, wenn er die Krankheit kennt und mit den grundsätzlichen Behandlungsrichtlinien vertraut ist.
- Weiterhin ist ein guter Physiotherapeut bzw. Krankengymnast von großer Bedeutung. Auch dieser muss kein Experte sein. Er sollte vor allem die Bereitschaft zeigen, auf Ihre eingeschränkte Belastbarkeit einzugehen, um die Anwendungen gezielt darauf abzustimmen.
- Schließlich sollten Sie von Zeit zu Zeit einen ausgewiesenen Experten zurate ziehen. Er sollte die Behandlungserfolge überprüfen und zentrale Entscheidungen wie die Verordnung von Medikamenten oder von einer Rehabilitationsmaßnahme treffen.

Unterstützung durch einen Psychotherapeuten

Ein Psychotherapeut kann eine wertvolle emotionale Unterstützung bieten. Er sollte allerdings das gesamte Krankheitsbild kennen und die Beschwerden nicht einseitig auf psychische Faktoren zurückführen.
Ein wichtiges Thema während der Psychotherapie ist beispielsweise der Umgang mit Schuldgefühlen sich selbst und der Umgebung gegenüber. Die Therapie zeigt den Betroffenen Möglichkeiten auf, den

eigenen hohen Ansprüchen zu begegnen, ohne dabei Schaden zu nehmen. Sie lernen, sich besser abzugrenzen, ausgleichende Elemente in den Alltag einzubauen und die eigenen Ziele der jeweils aktuellen Leistungsfähigkeit anzupassen. Viele Betroffenen haben das Gefühl, sich die Anerkennung ihrer Umwelt durch besondere Leistungen verdienen zu müssen. In der Therapie werden sie dazu ermutigt, diese Einstellung in Zweifel zu ziehen.

Wenn Sie eine Psychotherapie beginnen möchten, lassen sie sich bei der Auswahl des Therapeuten viel Zeit. Es ist durchaus üblich, mehrere Vorgespräche zu führen, bis Sie glauben, die richtige Person gefunden zu haben.

Ein weiteres wichtiges Moment therapeutischer Gespräche ist die Sensibilisierung gegenüber den Signalen des eigenen Körpers. Die verbesserte Eigenwahrnehmung ist die beste Grundlage, um zu lernen, was einem gut tut.

Das individuelle Selbsthilfeprogramm

Langsam nähert sich das 12-Wochen-Programm seinem Ende. Nachdem im bisherigen Verlauf immer wieder Erfolge und Misserfolge reflektiert wurden, ist es jetzt an der Zeit, eine Gesamtbilanz zu ziehen. Finden Sie im Rückblick heraus, was Ihnen unter welchen Bedingungen gut getan hat und welche Maßnahmen Ihnen überhaupt nicht

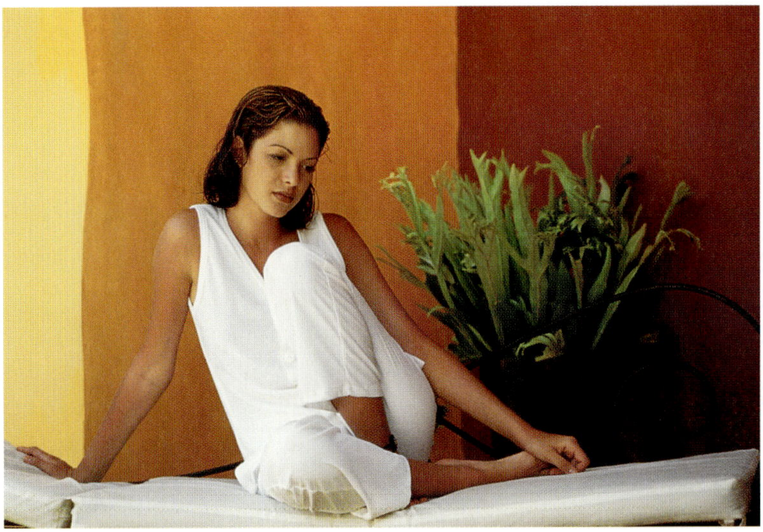

Wer die Auseinandersetzung mit sich selbst nicht scheut, kann in der Regel viel besser mit der Krankheit umgehen. Machen Sie sich daher mit Ihren versteckten Wünschen und Befürchtungen vertraut.

weitergeholfen haben. Bleiben Sie dabei kritisch, denn oft sind gerade die unangenehmen Dinge besonders hilfreich. Bauen Sie sich für die Zukunft aus den einzelnen Therapiebausteinen Ihr persönliches Selbsthilfeprogramm zusammen. Verlieren Sie dabei aber nicht aus den Augen, dass Sie höchstwahrscheinlich immer wieder Rückfälle erleben werden. Das liegt in der Natur der Krankheit. Gehen Sie in solchen Fällen einige Therapieschritte zurück, und bauen Sie dann rasch wieder darauf auf. Solch ein flexibles Verhalten führt meist zum Erfolg.

Vor etwa 15 Jahren wurden in Deutschland die ersten Kältekammern eingerichtet, konnten sich wegen des hohen Betriebsaufwands aber nicht durchsetzen. Erst technische Neuerung haben dieser Therapie in letzter Zeit zum Durchbruch verholfen.

Was Sie sonst noch tun können

Selbsthilfe und die Hilfe durch Fachleute schließen sich nicht gegenseitig aus. In diesem Buch steht die Selbsthilfe zwar im Mittelpunkt, in bestimmten Krankheitsphasen ist sie jedoch unzureichend. Die Betroffenen benötigen dann eine intensive Behandlung von mehreren Seiten, um den Teufelskreis der Beschwerden zu durchbrechen. Einige wirksame Verfahren wie medikamentöse Therapien (siehe Seite 59ff.), Akupunktur (siehe Seite 73), Rehabilitationsmaßnahmen und ausgewählte physikalische Therapien (siehe Seite 46ff.) wurden in den vorangegangenen Kapiteln bereits ausführlich dargestellt.

Kältetherapie und therapeutische Lokalanästhesie

▶ Seit längerem wird bei Fibromyalgie mit großem Erfolg die Ganzkörperkältetherapie (GKT) eingesetzt. Mehr als zwei Drittel der Patienten sprechen auf dieses moderne Verfahren langfristig mit einer Schmerzminderung an.

▶ Bei der Neuraltherapie bzw. der therapeutischen Lokalanästhesie wird ein Betäubungsmittel in schmerzhafte Muskel- oder Sehnenabschnitte gespritzt. Dieses Verfahren ist bei regional begrenzten Schmerzen gut geeignet. Seine Wirkung hält jedoch nicht sehr lange an. Um einen nachhaltigen Effekt zu erzielen, muss es anfangs häufiger in kurzen Abständen wiederholt werden. Bei Schmerzen, die sich im ganzen Körper ausbreiten, ist es ungeeignet.

▶ Zu den bisher nicht genannten physikalischen Verfahren, die sich bei Fibromyalgie ebenfalls gut bewährt haben, gehören u. a. die Sandliege, hydrogalvanische Bäder, TENS, Biofeedback, CO_2-Bäder, Unterwassermassagen, Vibrationsmassagen und die Iontophorese.

Ambulante Behandlung in der Kältekammer

Die Ganzkörperkältetherapie, die in Deutschland 1985 eingeführt wurde, stellt eine der größten therapeutischen Errungenschaften für die Fibromyalgiebehandlung dar. Man benötigt dazu eine Kältekammer, in der Temperaturen zwischen –60 bis –110 °C auf den Körper einwirken. Der plötzliche Temperatursprung bewirkt die reflektorische Entspannung der Muskulatur, eine Herabsetzung der Nervenleitgeschwindigkeit (Schmerzentlastung), die Freisetzung von Neurotransmittern (z. B. Serotonin) und die Stimulierung des Immunsystems.
Für die Kältetherapie lässt sich auch der Effekt der Luftzirkulation nutzen: Weht ein kräftiger Wind durch die Kammer, sinkt die biologisch wirksame Temperatur noch weiter ab (»wind-chill«). Eine Anwendung dauert in der Regel zwei bis fünf Minuten – das hört sich unangenehmer an, als es in Wirklichkeit ist. Bei derart arktischen Temperaturen enthält die Luft keinerlei Feuchtigkeit mehr. Deshalb wird diese Art von Kälte als angenehm und erfrischend empfunden – etwa so, als trete man bei klirrendem Frost kurz vor die Tür.

Der Aufenthalt in der Kältekammer bringt die Beschwerden zunächst nur für kurze Zeit zum Verschwinden. Für viele Patienten stellt dies aber eine ungeheure Erleichterung dar, die es ihnen ermöglicht, vorsichtige Bewegungs- und Dehnübungen zu machen.

Nachhaltige Schmerzentlastung

Die meisten Patienten spüren bereits nach der ersten Kälteanwendung ein deutliches Nachlassen der Schmerzen. Anfangs hält die Schmerzreduktion zwar nur einige Stunden vor, doch ist diese Phase hervorragend für Krankengymnastik und Dehnübungen geeignet. Nach 15 bis 25 Anwendungen kommt es dann bei der Mehrheit der Patienten zu einer nachhaltigen Linderung des Spontan- und Bewegungsschmerzes. Die Ganzkörperkältetherapie wurde bisher vor allem in Rheumakliniken angewendet. Inzwischen sind auch in einzelnen Arztpraxen Kältekammern für die ambulante Behandlung verfügbar.

Wie es weitergeht

Die Fibromyalgie ist medizinisch nach wie vor ein ungelöstes Rätsel. Doch vieles entwickelt sich weiter. Sie haben jedoch die Möglichkeit, sich auf unterschiedlichen Wegen stets aktuell zu informieren.

▶ Telefonisch erhalten Sie unter 06 21/122 17 05 eine Antwort auf alle Fragen zum Fibromyalgieprogramm, zum Begleitprogramm für Selbsthilfegruppen, zu neuen Videokassetten, speziellen Medikamenten etc.

▶ Falls Sie im Besitz eines Faxgeräts sind, können Sie über einen Abrufservice ausführliche Informationen zur Fibromyalgie beziehen. Wählen Sie dazu die Faxnummer 06 21/122 17 06.

▶ Auch das Internet ist eine Quelle für weiterführende Informationen. Unter den Adressen »www.weiss.de« und »www.fibromyalgie.de« finden Sie interessantes Material. Hier wird dieses Buch ständig auf den neuesten Stand gebracht. Gleichzeitig können Sie dort Fragen stellen und in Kontakt mit anderen Betroffenen kommen.

▶ Bei Einsendung eines frankierten Din-A-4-Rückumschlags an die folgende Adresse erhalten Sie aktuelle Bezugs- und Kontaktadressen sowie viele organisatorische und praktische Hinweise: Dr. med. Thomas Weiss, O7,7–8 (Planken), 68161 Mannheim.

Wer über Jahre hinweg Beschwerden hatte, der trägt auch viele ungelöste Fragen mit sich herum. Einige konnten hoffentlich in diesem Buch beantwortet werden. Andere – vielleicht sogar zahlreiche – werden möglicherweise noch offen geblieben sein.

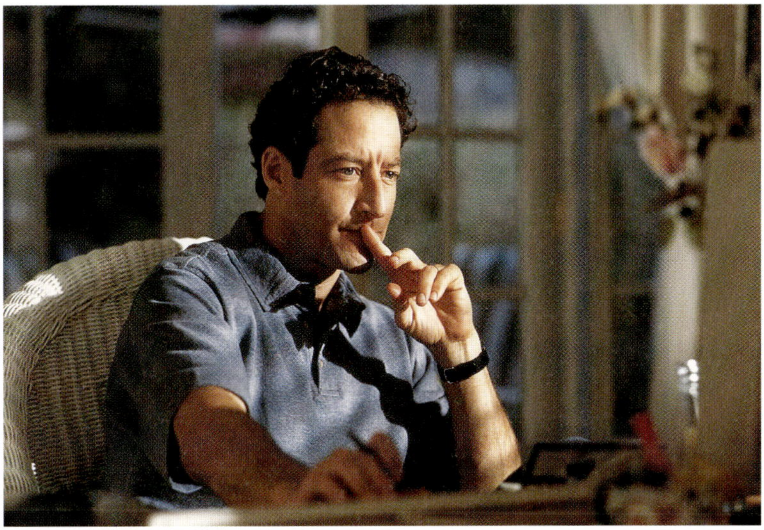

Wenn Sie selbst keinen Zugang zum Internet haben, bitten Sie einen Bekannten, mit Ihnen auf die Seiten »www.weiss.de« oder »www.fibromyalgie.de« zu sehen. Sie werden dort eine Fülle an interessantem Material zu Ihrer Krankheit finden.

Selbsthilfegruppen in Europa

Deutschland

Deutsche Fibromyalgie
Vereinigung (DFV) e.V.
Postfach 1308
71536 Murrhardt
Tel. 071 93/90 07 87
e-mail: Fibro-Rheuma-Selbsthilfe@t-online.de

Deutsche Rheuma Liga
Bundesverband e.V.
Rheinallee 69
55173 Bonn
Tel. 02 28/957 50-0
Fax 02 28/957 50-20

Fatigatio e.V. Förderverein
für CFS (Chronisches
Erschöpfungssyndrom)-/
CFIDS-ME-Erkrankte
Postfach 410261
53024 Bonn
Tel. 02 28/66 02 33
Fax 02 28/66 06 87

Österreich

Österreichische Rheumaliga
Ketzergasse 200
A–1235 Wien
Tel. 00 43-1/869 19 44

Schweiz

Fibromyalgie Selbsthilfe
Freie Strasse 11
CH–8952 Schlieren
Tel./Fax 00 41-1/730 69 42

Belgien

Vlaamse Liga voor
Fibromyalgie-Patienten
Kapelstraat 131
2627 Schelle

Dänemark

Dansk Fibromyalgi-Forening
c/o Birte Legarth
Roskildevey 42B
2000 Frederiksberg

Frankreich

AF-S Association des
Fibromyalgiques SPID
26, Rue Ernest Renan
76600 Le Havre

Großbritannien

Fibromyalgia Association UK
8 Rochester Grove
Hazel Grove
Stockport, Cheshire SK7 4 JD

Niederlande

FES Nationale Vereniging
voor Fibromyalgiepatienten
PO Box 20
9663 PN Pekele

Norwegen

Norsk Fibrositt Forbund
Oksenoystien 4
1324 Lysaker

Schweden

RMF Riksföreningen mot
Fibromyalgie
Box 28
73121 Köpingen

Spanien

Grupa de Ayuda Mutua
de Fibromialgia
Lire
CID, 41-28001 Madrid

Medikamentenhinweis

Es gibt eine Reihe von pflanzlichen und homöopathischen Rezepturen, die sich bei Fibromyalgie ausgezeichnet bewährt haben, z. B. Biovent-Tee und Biolymphosan Tropfen bzw. Zäpfchen sowie bestimmte Vitamine. Genauere Informationen zu diesen Präparaten erhalten Sie über die Telefonhotline (06 21/122 17 05) und den Faxabrufservice (06 21/122 17 06).

Über den Autor

Dr. med. Thomas Weiss ist Facharzt für Allgemeinmedizin, Naturheilverfahren, Umweltmedizin, Psychiatrie und Psychotherapie. Er widmet sich vor allem der ganzheitlichen Behandlung chronisch kranker Patienten.

Danksagung

All den zahlreichen Menschen, die mich bei diesem Buch unterstützt haben, gilt mein herzlicher Dank. An erster Stelle stehen dabei meine Patienten und Mitarbeiter. Cornelia Schneider, Steffi Leonhardt, Susanne Reichert, Prof. Wolfgang Müller, Annette Graf, Friedrich Thiemann und Claudia Held verdanke ich wertvolle Anregungen und kritische Hinweise. Besonders dankbar bin ich meiner Frau Gabriele und meinen vier Söhnen, die mir das Verständnis und die Zeit geschenkt haben, die notwendig waren, um das Buch abzufassen.

Literatur

Laser, T.: Muskelverspannungen und Rückenschmerz. Thieme Verlag. Stuttgart 1996

Weiss, Dr. T: Schmerzen überall. Fibromyalgie. Südwest Verlag. 4. Auflage, München 1999

Storm-Kull, Z.F.: Fit und beweglich mit der Rückenschule. Südwest Verlag. München 1997

Zittlau, J./Kriegisch, N.: Das große Buch der gesunden Ernährung. Südwest Verlag. 3. Auflage, München 1998

Hinweis

Das vorliegende Buch ist sorgfältig erarbeitet worden. Dennoch erfolgen alle Angaben ohne Gewähr. Weder Autor noch Verlag können für eventuelle Nachteile oder Schäden, die aus den im Buch gemachten praktischen Hinweisen resultieren, eine Haftung übernehmen.

Bildnachweis

Alle Bilder stammen von Michael Nagy, München, außer:

Bilderberg, Hamburg: 53 (C. Alvensleben), 64 (M. Kirchgassner); Heidolph Theiss, Eching am Ammersee: 6, 12; Image Bank, München: 19 (F. Bueno), 68 (M. Romanelli), 80 (R. Lockyer), 83 F. Franke), 90 (J. Silva); Jump, Hamburg: Inhalt re., 50 (K. Vey), 71 (M. Sandkühler); Premium, Düsseldorf: Titel (J.-M. Foujols); Südwest Verlag, München: Inhalt (SW-Archiv), 35 (M. Nagy), 36 (jump/ K. Vey); Tony Stone, München: 14 (R. Weller), 58 (J. Polillio), 74 (D. Durfee), 87 (B. Truslow), 93 (D. Bosler); Transglobe, Hamburg: 1 (Reporters), 16 (T. Biondo), 30 (P. Broze), 46, 88 (M. Stolt), 54 (A. Wiech), 57 (Fotopic)

Impressum

Der Südwest Verlag ist ein Unternehmen der Verlagshaus Goethestraße GmbH & Co. KG.

Redaktion: Anja Romaus

Projektleitung: Anja Feise

Redaktionsleitung und medizinische Fachberatung: Dr. med. Christiane Lentz

Bildredaktion: Gabriele Feld

Produktion:
Manfred Metzger (Leitung);
Annette Aatz;
Dr. Erika Weigele-Ismael

Umschlag:
Heinz Kraxenberger, München;
Till Eiden

Layout: Wolfgang Lehner

Satz/DTP: Martina Lingler

Druck:
Color-Offset, München

Bindung:
R. Oldenbourg, München

Printed in Germany

Gedruckt auf chlor- und säurearmem Papier

ISBN 3-517-06037-2

Register